AF373103

TRAITÉ

DE LA COULEUR

DE LA PEAU HUMAINE

EN GÉNÉRAL.

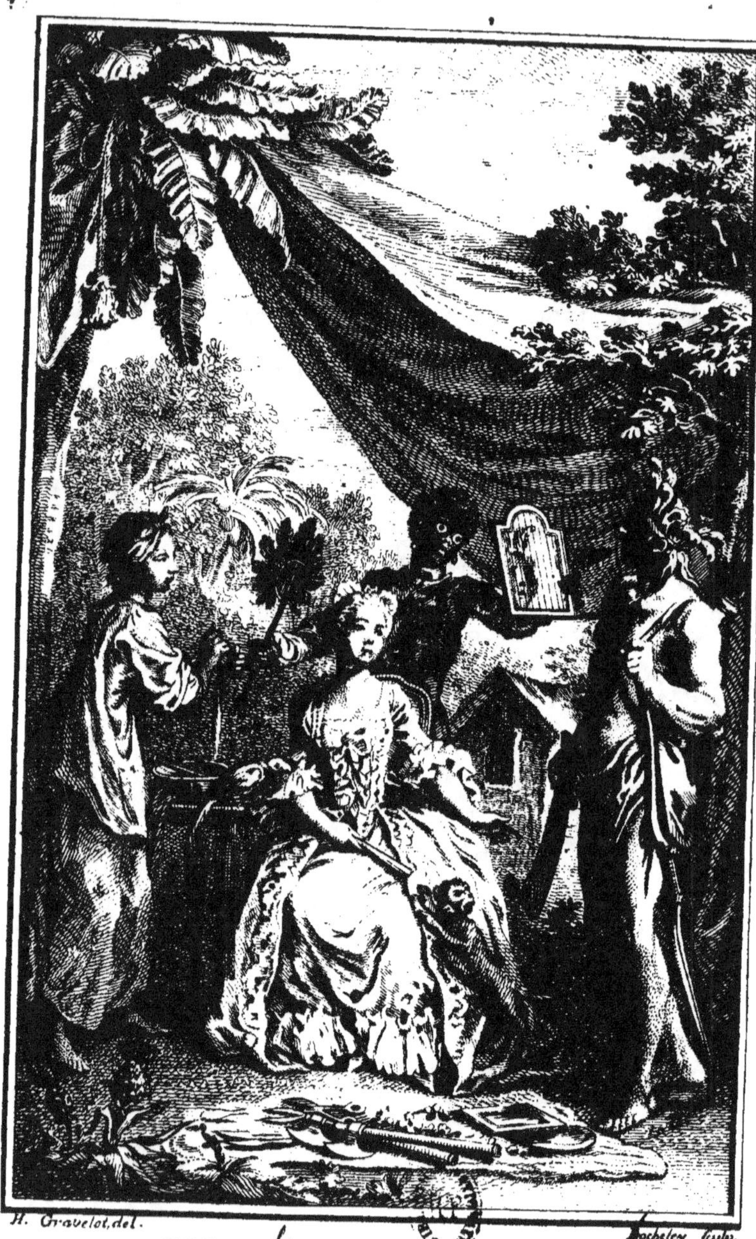

non vultus, non color unus. Virgil. L. VI.

TRAITÉ

DE LA COULEUR

DE LA PEAU HUMAINE

EN GÉNÉRAL,

DE CELLE DES NEGRES

EN PARTICULIER,

ET DE LA MÉTAMORPHOSE

D'UNE DE CES COULEURS EN L'AUTRE,

SOIT DE NAISSANCE, SOIT ACCIDENTELLEMENT;

Ouvrage divisé en trois Parties.

PAR M. LE CAT,

Ecuyer, Docteur en Médecine, Chirurgien en Chef de l'Hôtel-Dieu de Rouen, Lithotomiste Pensionnaire de la même Ville, Professeur - Démonstrateur Royal en Anatomie & Chirurgie, Correspondant de l'Académie Royale des Sciences de Paris, Doyen des Associés Regnicoles, de celle de Chirurgie, Membre des Académies Royales de Londres, Madrid, Porto, Berlin, Lyon ; des Académies Impériales des Curieux de la Nature, de S. Pétersbourg, de l'Institut de Bologne, & Secrétaire perpétuel de l'Académie des Sciences de Rouen.

A AMSTERDAM,

M. DCC. LXV.

EXPLICATION

Du Titre-Planche & des Vignettes.

ON lit pour s'inſtruire & ſe récréer. Il y a peu de récréations dans un Ouvrage ſçavant. Notre ſiecle a eſſayé d'en procurer quelques-uns à ceux-ci mê-me, par des Eſtampes, par des Vignettes de goût & allégoriques ; qu'il nous ſoit permis de ſuivre cette mode & de déri-der le front de nos Lecteurs par quel-ques décorations amuſantes.

LE TITRE-PLANCHE.

Mon deſſein a été de raſſembler ici les trois principales eſpeces d'hommes, le blanc, le noir & le cuivré. Pour cela j'ai placé la Scene en Amérique, où ils ſe rencontrent aſſez ſouvent.

Une Tente ruſtique, qui a pour ſoutien un Bannanier & un autre arbre Améri-cain, une Cabane dans le lointain, &c. dé-ſignent aſſez une habitation dans le nou-veau monde.

iv

Une Françoife , maîtreffe de cette habitation fait le principal perfonnage de
ce tableau ; une Femme-de-chambre eft
occupée à lui faire de la limonade. Ces
deux Perfonnages font ici comme les Dé-
putés de la Nation Blanche ou Européenne.

Un Laquais Negre placé derriere la
Dame eft celui de la Nation Ethiopienne.

Un Américain , un homme couleur de
cuivre , habillé & armé felon le coftume ,
reprefente toute fa Nation. Il vient là pour
les marchandifes Européennes , dont il y
a un échantillon aux pieds de la Négocian-
te. Il fe regarde avec étonnement dans un
miroir que lui prefente le Negre.

Le Perroquet, le Singe , des Ananas
fortis tout naturellement de la terre , font
des ornemens épifodiques qu'on doit s'at-
tendre à trouver dans un tableau Améri-
cain.

La devife tirée de Virgile fignifie que
la phyfionomie & la couleur des vifages
font différentes dans toutes les figures du
Tableau , & plus généralement dans tous
les hommes de la furface de la terre dont
ceux-ci font échantillons.

La Vignette

Est l'expreſſion pittoreſque de ce qu'on trouve dans mes trois premieres pages. Un Maître Génie fait rouler entre ſes mains le globe de la terre, & en le balançant d'un pôle à l'autre, il parcourt les différens peuples, les différentes eſpeces d'hommes qui l'habitent.

Un Génie ſubalterne placé contre le globe tient une figure de la *Seche*, inſecte-poiſſon, qui m'a beaucoup ſervi à déterminer la nature du principe de la couleur des Negres.

Un autre placé au-deſſous, diſſeque un œil, dont l'encre de la choroïde m'a donné les premieres idées ſur ce principe.

Au coin de la Vignette eſt un groupe formé de livres & d'un microſcope qui m'ont ſervis dans les recherches que contiennent cet Ouvrage.

Le Cul de Lampe

REPRESENTE en animaux ce que le Titre - planche offre aux Spectateurs en hommes.

Une Levrette blanche couchée fur le devant, une doguine gris-blanc , à maſque noir, debout fur ſes pattes de derriere , un Epagneul marbré de noir & de blanc au pied de l'arbre , ont raport au parallele que je fais ſouvent dans mon Ouvrage , de la couleur des animaux avec celle des hommes ; auſſi cette partie du cul de lampe a la même deviſe que le Titre-planche.

Les Oiſeaux qu'offre l'arbre y ont été groupés au même deſſein ; le premier eſt un Corbeau , le ſecond une Colombe blanche ; le troiſieme eſt un Oiſeau de proie , qui eſt ordinairement de couleur griſe , brune , quelquefois variées. A cet égard , la deviſe inférieure leur convient, mais l'action de l'Oiſeau carnaſſier , qui fond ſur la Colombe , & laiſſe en paix le Corbeau , m'a rapellé un vers allégorique de Juvenal , dont j'ai fait une deviſe propre à ces trois Oiſeaux , & qui ſignifie que la cenſure figurée par l'Oiſeau de proie , perſécute l'Ecrivain qui a la ſimplicité & la droiture de la Colombe , & qui eſt auſſi indéfendu qu'elle , tandis qu'elle n'oſe attaquer ceux qui ſont d'un caractere & dans un état opoſé.

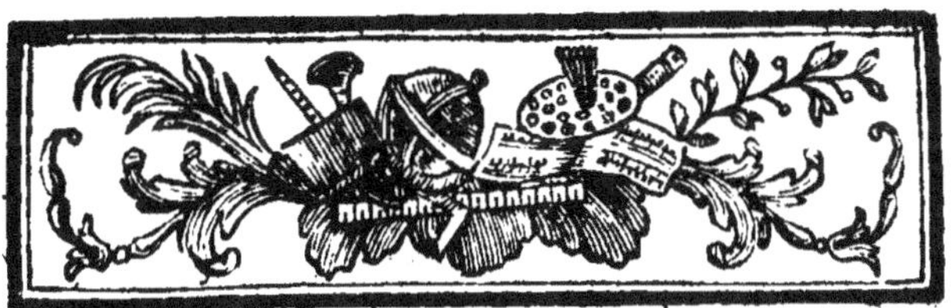

PRÉFACE.

’E s t au hafard que cette Dif-fertation doit fa naiffance, il fe-roit heureux pour fon Auteur, qu’elle pût mériter d’être mife au rang des productions eftimables d’une fource auffi féconde en bonnes chofes.

Le Phénomene de la métamorphofe de Madame la D*** D*** en Ethiopien-ne faifoit la grande nouvelle de tout Pa-ris. Un Ami très-verfé dans l’Hiftoire Na-turelle écrivit le fait à mon Epoufe, & l’engagea à m’en demander l’explication. Cette lettre fut inférée dans la quaran-tieme Feuille Hebdomadaire de la Nor-mandie du 2 Mars 1764. J’avois beau-coup obfervé & réfléchi fur la couleur des Negres. Ma réponfe fuivit de près la pu-blication de la queftion que me faifoit le

Sçavant de Paris ; mais , ce à quoi je ne m'attendois pas , mon explication fut vivement critiquée ; on me fit un crime de mon exactitude même ou de ma promptitude à répondre.

Rien n'étoit plus libre , plus juste , plus utile même que de me faire des objections. L'explication toujours conjecturale d'un phénomene aussi obscur en fournissoit une ample matiere ; & mon Adversaire étant un homme d'esprit , la discussion n'en auroit été que plus avantageuse & plus agréable , s'il avoit voulu prendre le ton d'urbanité qui lui est naturel , quand on ne le voit pas sous le masque : mais déguisé en anonyme , sa conduite , à mon égard fut toute oposée , & je cessai de répondre.

Je n'en suis pas moins convaincu de l'utilité des discussions critiques faites avec tous les égards que se doivent les Gens de Lettres. Elles portent toujours avec elles un aiguillon , qui met dans nos études un intérêt qui ne se trouve pas dans nos méditations ordinaires. Elles nous excitent à envisager un objet par toutes ses faces , à l'embraffer dans toute fon étendue , à l'aprofondir jufques dans fes fources ; elles tirent l'ame de cette efpece d'affoupiffement qu'infpire la folitude du cabinet ; elles raniment toutes fes facultés ; elles allument chez elle un feu analogue à celui d'un Orateur , qui plaide & qui replique devant un Auditoire nombreux , à celui d'un Sçavant , qui défend publiquement de vive voix une thefe chérie. Elles enfantent ces momens heureux , où le génie s'enflamme , prend l'effor & devient créateur ; elles font même capables de déveloper des talens dans ceux qui en montrent le moins. Le feu ne fort-il pas du choc de deux cailloux ?

Tels font les effets de la critique , mais d'une critique polie , décente , épurée de ces traits fatyriques qui offenfent fans inftruire , dégagée auffi de cette urbanité fade & prolixe qui ennuye fans éclairer , d'une critique enfin qui uniquement occupée de fon fujet, n'oublie cependant pas les égards dûs à l'Auteur, mais ne les montre que dans les expreffions circonfpectes, modeftes & amicales de fes remarques.

En adreffant donc ici mes remercimens aux perfonnes bien intentionnées, qui m'ont exhorté plufieurs fois à ne répondre à aucune critique, je les prie de ne pas rendre leur précepte fi général. Je leur promets de garder le filence vis-à-vis de celles qui n'auront pas les caracteres d'affabilité & d'utilité que je viens de défigner, & de celles qui, ayant même la premiere, auroient été pouffées affez loin pour tomber dans les répétitions ordinaires aux difputes continuées ; mais je croirois manquer au Public & à moimême, fi je ne tâchois de fatisfaire aux autres. Ils conviendront de la juftetfe de ma réfolution, s'ils penfent que cet Ouvrage & celui fur la *Seche*, dont j'ai lu l'Extrait à la derniere Séance publique de l'Académie, méritent leur aprobation, car l'un & l'autre font des fruits de la critique & même d'une critique qu'on vient de voir, qui n'avoit pas toutes les qualités propres à en efpérer ce bon effet.

Mon Ouvrage eft divifé en trois Parties.

Dans la premiere, je traite la queftion générale de la couleur de la Peau humaine, en quatre Articles, dont le premier eft fur la diverfité des efpeces du genre-humain; le deuxieme fur l'origine de ces diverfes efpeces; le troifieme, tout anatomique, fur la ftructure de la peau; le quatrieme fur les matériaux & le fiége de la couleur des hommes blancs, noirs, cuivrés, &c.

La feconde Partie a pour objet la couleur des Negres en particulier, & contient deux Articles. Dans le premier je cherche l'origine & la nature du principe de la couleur éthiopienne. Le fecond eft intitulé : Plus amples recherches fur la nature & la formation de l'œthiops animal, & pourquoi on lui a donné ce nom.

Il s'agit dans la troisieme Partie : de la Métamorphose du Negre en Blanc & du Blanc en Negre, soit de naissance, soit accidentellement. Ce simple titre annonce une division naturelle de cette troisieme Partie en quatre Articles, dont le premier traite du Negre-blanc de naissance; le second de l'Européen ou du Blanc, noir de naissance; le troisieme de la métamorphose accidentelle du Negre en Blanc; & le quatrieme des Blancs devenus Negres.

On voit que ce plan embrasse mon sujet dans toute son étendue, & que les Sçavans n'auroient rien à y desirer, si ma capacité égaloit la matiere; mais j'avoue que j'en suis infiniment éloigné. Je ne m'excuserai pas sur les difficultés insurmontables, qui se rencontrent très-fréquemment, selon moi, dans cette carriere : elles ne sont peut-être telles, que relativement à mon intelligence. Peut-être même trouvera-t-on que je n'ai encore que trop présumé des forces de celle-

ci , en entreprenant d'expliquer des phénomenes , que des Auteurs , qui valent
beaucoup mieux que moi , fe font con-
tentés d'admirer. Ce n'eft pourtant pas
que j'aie la ridicule préfomption de m'ef-
timer plus capable , ni même auffi capable qu'un autre d'y réuffir ; je protefte
fincérement que je fuis dans des fenti-
mens tout opofés ; mais c'eft uniquement
parce que j'ai un defir extrême d'atteindre
à ce fuccès , & qu'en général , je crois qu'il
eft avantageux aux progrès des Sciences
d'exciter ce vif defir de pénétrer dans le
fanctuaire de la nature , & d'animer par
là cette flamme du génie feule capable
d'y réuffir ; or fi je l'encourage dans les
autres , comment l'éteindrois-je en moi-
même. Je penfe d'ailleurs que la connoif-
fance ifolée des faits ne peut produire que
des demi-Sçavans , des Erudits , des Hif-
toriens de la Phyfique , mais jamais de
Phyficiens ; je penfe qu'il n'y a de fcience
vraie , complette , que celle des caufes ; que
la plupart de ces caufes étant des énig-

mes que la nature se plaît à nous propo-
ser , on ne parviendra jamais à les deviner qu'à force de conjectures. Celles-ci ,
quand elles sont frivoles , méritent sans
doute tout le mépris, tout le discrédit,
dont notre siecle paie leurs Auteurs , &
celui qui en fait son apui devient bientôt
l'Icare de la fable. Mais celles qui sont
fondées sur des recherches , des observations , des expériences , sur l'analogie ,
sont très-recommandables , & ce n'est
qu'avec des ailes de cette espece que le
Physicien peut devenir un aigle. Je n'ai
garde de présumer que les conjectures
que contient cet Ouvrage , & qui y ont
été inévitables , soient de ce dernier genre ; je ne puis que répondre d'avoir fait
tous mes efforts pour leur procurer une
partie de ce mérite. Au reste je les donne pour ce qu'elles sont , & je ne prétends
point assujétir mes Lecteurs à être aussi
persuadés de leur probabilité, de leur solidité que je le suis moi-même. J'exhorte
seulement mes sçavans Confreres à faire
mieux ; cela ne leur sera pas difficile ; &
c'est la façon de me critiquer la plus utile ,
la plus noble , la plus digne d'eux.

TRAITÉ

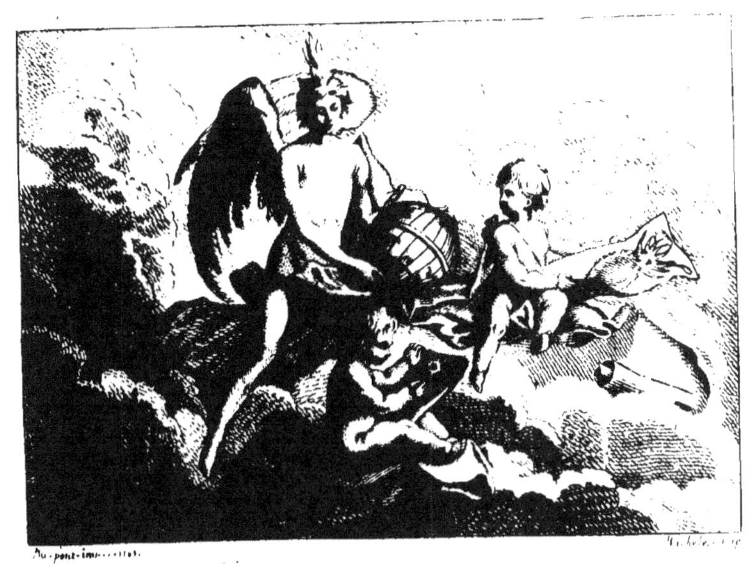

PREMIERE PARTIE.

DE LA COULEUR

DE LA PEAU HUMAINE

EN GENERAL.

ARTICLE PREMIER.

Diversité des especes dans le Genre-humain.

LA surface de la Terre est embellie, non-seulement par une diversité étonnante de Plantes & d'Animaux de tous gen-

A

res, de toutes eſpeces, mais encore, ce qu'on n'auroit pas cru d'abord, par des hommes, dont la couleur & la figure ont auſſi des différences ſi marquées, qu'on ne peut s'empêcher de les regarder comme des eſpeces différentes.

La Zone torride eſt preſque toute peuplée d'hommes noirs, à chevelure crêpue, comme la laine de nos moutons, à nez écraſés & épatés, &c.

Les climats tempérés offrent des hommes blancs de riche taille, à longue chevelure, à nez aquilins ou aprochans de cette figure.

Les Terres intermédiaires en nourriſſent de baſanés, de différentes nuances de brun ou de clair, ſelon qu'ils aprochent le plus des hommes blancs ou des noirs.

Le Cercle polaire n'a ſous lui que des créatures qui ſemblent raccourcies & concentrées par le froid glacial qui y regne.

La ſimple diverſité des climats ſeroit-elle donc la cauſe de cette variété de l'eſpece humaine ?

Faiſons rouler ſous nos yeux ce globe, en le balançant, à notre gré, d'un pole à l'autre, & confidérons les hommes qui l'habitent, foit entre les mêmes paralleles, foit à diverfes diftances de l'Equateur.

A cette même latitude où j'avois trouvé les beaux Blancs d'Angleterre, de France, de Suede, d'Allemagne, je rencontre en Tartarie des hommes bafanés. J'acheve le tour du monde, & je fuis fort étonné d'en trouver de la couleur du cuivre & d'une phyfionomie toute différente de tous ceux que j'ai vus fur le refte de la terre. Voilà qui ne s'accorde plus avec ma premiere obfervation des nuances de couleur conformes aux divers climats, aux éloignemens divers du Soleil. Mais quelle autre efpece d'hommes a frapé mes yeux dans l'Ifle Mindore, & dans la partie méridionale de l'Ifle Formofe ? Ce ne font plus des différences prifes de la couleur, de la taille, de la phyfionomie, ce font des parties nouvelles & étrangeres à toutes les autres efpeces, ce font des queues enfin pareilles à celles des quadrupedes, des bœufs, & des queues d'un pied de long couvertes de poils, &c. (a).

PREMIERE PARTIE.

ART. I.
Diverfité des efpeces dans le genre-humain.

____

(a) Struys. Voyages... Edition d'Amfterdam in-4°. 1681. p. 52.   A 2

En parcourant ainſi la ſurface de la Terre, outre les variétés qui paroiſſent propres à certaines régions, & celles où ces
climats ne peuvent avoir aucune part,
j'en trouve une autre que ne peut manquer d'offrir le mélange de toutes ces races d'hommes par les émigrations & le
commerce. Rien de ſi ſimple que cette
bigarrure; les Ménageries de nos Princes
nous en offrent autant dans la claſſe des
quadrupedes & des oiſeaux.... Mais voici
un ſpectacle auquel rien ne peut être comparé. Au centre de cette Afrique, de
cette partie de l'ancien monde, dont l'intérieur eſt pour nous ſi nouveau, au milieu d'un vaſte Peuple maure, ſe découvre une race d'hommes blancs comme le
lait, avec toute la forme, toute la phyſionomie de ſes compatriotes Negres.

Voilà une nouvelle eſpece, à la production de laquelle, ni le climat, ni le ſol,
ni le mélange n'ont pu influer.

ARTICLE II.

Origine des diverses especes d'Hommes.

LE seul partage des hommes en deux especes, en deux races, l'une blanche & l'autre noire, fait déjà un grand embarras pour ceux qui entreprennent d'en donner les causes; que sera-ce quand ils voudront trouver l'origine de toutes celles que je viens de désigner?

Le Texte Sacré & la tradition de tous les Peuples engagent à regarder les hommes blancs comme la tige de toutes les autres especes. Alors la question est réduite à expliquer comment cette espece a pu subir ces changemens, & nommément comment quelques descendans d'Adam ont pu dégénérer en negres.

Des Auteurs y ont fait intervenir la Puissance divine, & ont cru, ou que la noirceur étoit une marque imprimée à Caïn, pour le distinguer lui & sa race, comme une portion du genre-humain, proscrite; ou que cette couleur étoit l'effet de la malédiction prononcée par Cham contre

A 3

son fils Canaan. D'autres enfin pensent que des trois fils de Noé, l'un étoit blanc, le second basané, & le troisieme noir ; & ils assurent que cette généalogie est conforme à la tradition des Negres. Les Auteurs de cette tradition là ne sçavoient pas qu'il y avoit une quatrieme race d'hommes couleur de cuivre, car ils auroient assurément donné à Noé quatre fils, dont chacun auroit été d'une de ces couleurs ; & j'ai lieu de craindre encore que ces quatre freres n'eussent pas suffi à fournir toutes les especes d'hommes reconnues sur la surface de la terre, n'y eût-il que celle à queue de l'Isle Formose. Mais quand on égaleroit ces enfans de Noé au nombre des diverses races d'hommes qu'on voit aujourd'hui, toujours faudra-t-il expliquer, comment de Noé & de sa femme, qui étoient blancs, ont pu naître tous ces enfans de diverses couleurs ; ce qui est nous remettre au premier point de la question.

La malédiction tranche le nœud à l'égard de l'origine du Negre, mais elle ne le dénoue pas pour un Physicien. Quand on voudroit s'en contenter, ce Negre

maudit ne peut être l'auteur d'une race Æthiopienne , qu'il ne trouve pour
femme quelque nouvelle Eve qui ait mé-
rité pareil anathême. Or c'eſt ce que ni
l'hiſtoire , ni la tradition ne nous aprennent point. Mais quelle malédiction a pu
produire l'homme baſanné , l'homme cuivré , &c ? Il faudra donc en imaginer
quelqu'autre pour ceux-ci , & des imagi-
nations ſi peu fondées n'ont pas de quoi
mériter notre confiance,

Quelle folie même de regarder la couleur noire , ou toute eſpece de couleur ou
de phyſionomie comme la punition d'un
crime de lèze - Majeſté divine. Croit-on
que les Negres s'en eſtiment moins &
ſoient en effet moins eſtimables , parce
que le commun des Blancs ont leur figure
en horreur ; ils ſont bien bons & bien
plus judicieux que nous , s'ils ne nous rendent pas la pareille. Croyez-moi , ces peuples ont leur Venus , comme nous avons
la nôtre ; & ce n'eſt point à nous à décider
laquelle des deux Divinités Grecque ou
Æthiopienne mérite d'obtenir la pomme.

Les anciens Poëtes n'étoient pas em-
barraſſés à expliquer la couleur des Ne-

PREMIERE
PARTIE.

ART. II.
Origine
des eſpeces
d'hommes.

Chûte de
Phaëton.

gres. Ils fe rapelloient que Phaëton chargé, une fois en fa vie, de conduire le
char du Soleil, s'en étoit fi mal acquité,
qu'il avoit brûlé toutes les terres fur lef-
quelles il avoit paffé.

Il n'y a plus maintenant qu'à fupofer
que l'Æthiopie, la Nigritie font les climats fur lefquels a paffé cet infortuné fils
du Soleil, & que cette brûlure n'a pas
été de l'efpece de nos brûlures ordinaires,
qui ne font qu'élever des cloches fur la
peau ; car celles-ci auroient plutôt blan-
chi des Negres, qu'elles n'auroient noir-
ci des Blancs ; mais on a la complaifance
de penfer que cette chaleur brûlante a
été au degré exact qu'il faudroit pour
rôtir une peau blanche ou hâlée, fans
l'enlever, & pour la transformer en une
efpece de papier noir.

Un Phyficien ne trouvera point, dans
la chaleur exceffive du Soleil, une caufe
fuffifante pour transformer un Blanc en
Negre, fur-tout depuis qu'on voit des Européens habitans de l'Afrique, depuis
plus de deux cens ans, garder de race en
race leur couleur blanche originaire ; mais
les Poëtes n'y regardent pas de fi près, &

d'ailleurs , du tems d'Ovide , on n'avoit
pas encore fait cette derniere obſervation.
Il n'eſt donc pas étonnant qu'en décrivant
la tragique aventure de Phaëton , il y
ajoute :

*Indè etiam Æthiopes nigrum traxiſſe colorem
Creditur.*

De cet embraſement ſi fâmeux dans l'Hiſtoire
L'Æthiopien , dit-on , tire ſa couleur noire.

On ſera plus ſurpris , ſans doute, de trouver dans nos Sçavans modernes des Auteurs qui ont ſubſtitué Joſué arrêtant le Soleil , au Phaëton des Païens. C'eſt ſur le déclin du jour que Joſué Iſraélite arrêta le Soleil ; cet aſtre étoit donc alors perpendiculaire à la Nigritie ; ſon ſéjour prolongé ſur cette contrée y a fait ce que les Païens vouloient que la trop grande proximité du char de Phaëton y eût produit , & on penſe que cette Fable de Phaëton n'eſt que le miracle de Joſué déguiſé. Si la Phyſique ne trouve pas ſon compte à cette hypotheſe ; au moins le fait eſt inconteſtable chez tous Chrétiens, chez tous les Juifs, & l'aplication en eſt heureuſe.

Ceux qui attribuent le changement de

la couleur des Enfans d'Adam à la diver-fité des climats, ne différent pas beaucoup des précédens ; c'eft de part & d'autre l'ardeur du Soleil qui transforme des blancs en noirs, & une douce température des climats qui conferve la couleur blanche primitive : mais comme les Maures, placés vers les poles, y confervent leur peau noire de race en race fans aucune altération, (b) que les François, les Portugais & les Efpagnols, au milieu de la Zone torride, reftent auffi, de race en race, dans leur couleur nationale ; il n'y a nulle aparence qu'aucun de ces fyftêmes faffe fortune. D'ailleurs cette transformation, en l'admettant, ne nous donnera pas ces hommes couleur de cuivre ; encore moins la diverfité des phyfionomies qui accompagnent les diverfes couleurs de chaque efpece d'hommes, & fur laquelle il eft de la derniere évidence que

---

(b) Dans la Groenlande vers le pays des Equimaux, qui borne au Nord le Golfe de S. Laurent, il y a des Negres qui ont les cheveux longs & blancs. *Hiftoire des Voyages, tome XIII, pages 32, 33.*

la chaleur du Soleil, le climat, le fol ne font rien.

Pendant que nous en fommes à la Fable de Phaëton, j'en raporterai une des Philofophes Grecs, d'Epicure fur-tout, (car les Philofophes ont auffi leurs Fables) par laquelle ils compterent bien réfoudre toutes ces difficultés fur l'origine des différentes efpeces d'hommes, c'eft celle qui les fait toutes fortir de la terre, comme des champignons. (c) J'en ai fait autrefois une traduction libre & en vers que voici.

L'orgueil nous dit que l'homme eft l'ouvrage des Dieux,
Et que c'eft pour lui feul que tournent tous les Cieux.
La raifon à fon tour nous parle ce langage...
Mortels, ne comptez pas fur ce fol appanage;
D'un fort fi diftingué n'affectez pas les droits.
Tous les Etres vivants fujets aux mêmes loix
Ont eu de la nature une même origine.
L'un d'eux la montre à tous; l'arbre, par fa racine,
Dans les flancs de fa mere encore demeuré,
Du lieu d'où nous fortons eft l'indice affuré.
Que tout dans l'Univers rende hommage à la terre;

(c) Lucrece. Liv. 2. v. 990, & fur la fin du Livre, & Liv. 5. v. 914.

Voyez auffi Diodore de Sicile, *in-fol. Bafilea* 1548. *rerum antiq. l. 1. c. 1. p. 6.*

Et Ovide Métamorph. Liv. 1. en trois endroits différens.

<table>
<tr><td>

PREMIERE
PARTIE.
———
ART. II.
  Origine
des especes
d'hommes.

</td><td>

Elle est notre nourrice, elle fut notre mere,
Et ce même terrein, qui fait notre tombeau,
A nos premiers parens a servi de berceau.

  Dans ce limon sacré, la nature naissante
Cachoit tous les tresors, dont sa main bienfaisante
Devoit dans tous les tems décorer l'Univers.
Homme, Plante, Animal & Minéraux divers
N'étoient d'abord que fange & stérile matiere,
De richesses sans nombre inféconde miniere,
Mais le Ciel embrassant la terre vierge encor
Et d'un soufle éthéré donnant à tout l'essor,
A certains matériaux la céleste influence
S'unit intimement & forma la semence,
Là d'une belle Plante, ici d'un animal,
Selon que la matiere & l'esprit seminal
Différerent d'espece, ou que dans leur mélange
La disproportion fut plus ou moins étrange.

  Mais, sans l'astre du jour, ce pompeux appareil
Envain est disposé. Parois, brillant Soleil ;
Des portes d'Orient commence ta carriere ;
Lance sur ce limon ta féconde lumiere ;
Anime ce principe au germe concentré ;
Rends ce germe docile à l'esprit éthéré ;
Et l'instinct régulier de cette ame plastique
Va des Etres vivans fonder la méchanique.

  Déjà par des chemins, que cette ame a tracés,
Une liqueur circule & de sucs condensés,
Suivant les loix du choc, par un rare artifice,
Forment de l'Embryon l'étonnant édifice.
Le feu, qui le féconde, attire l'aliment ;
Il s'accroit, il s'éleve, il prend du mouvement,
Et bientôt, ô prodige ! on voit d'un champ fertile
Sortir ensemble un Homme, une Plante, un Reptile.

  Fange du siecle d'or, de ta fécondité
D'où vient notre limon n'a-t-il pas hérité ?
Je le vois, ta vertu par les ans s'est usée ;
Par les productions elle s'est épuisée,
Et ce terrein jadis pere des animaux,
Donne à peine des fruits tributs de nos travaux.

</td></tr>
</table>

Selon cette Fable ancienne , chaque sol auroit donné des hommes proportionnés à la matrice terreftre , ou à l'œuf primordial qui y auroit été contenu & à l'action du foleil qui l'auroit fécondé. Une terre brune , noire , ou des principes fulphureux plus dévelopés , plus exaltés , auroient formé , fous la Zone torride , un œuf , un embryon de Negre. Delà toutes les nuances du teint noir , à diverfes latitudes , celle du bafané des Efpagnols , des Portugais , des Provençaux , jufqu'au blanc des Parifiens , des Flamands , des Suédois , &c. Une terre empreinte de teinture cuivreufe auroit donné cette couleur à l'œuf & à fon contenu ; ou au moins les modifications préparatoires à la production de cette couleur de la peau. Il auroit pu y avoir des hommes verds , comme il y a des finges & des oifeaux de cette couleur ; à l'égard de la figure & de la phyfionomie , elle a dû être variée , dans cette hypothefe , prefqu'autant que le font celles des efpeces des chiens épagneuls , braques , levriers , dogues , &c.

Mais malheureufement cette hypothefe eft une fable & démontrée telle , non-seulement par l'Histoire du monde la plus respectable, la plus sacrée, mais encore par les lumieres de la Physique. Les Anciens ont bien prévu qu'on leur demanderoit …

Fange du siècle d'or, de ta fécondité
D'où vient notre limon n'a-t-il pas hérité ?

Mais on a eu bien de la complaisance si l'on s'est contenté de cette réponse …

. . . . . . Sa vertu, par les ans, s'est usée ;
Par les productions elle s'est épuisée : (d)

Cet épuisement est-il si bien fondé que le croyoient les Anciens ?

Qui est-ce qui ignore que tous les êtres qui sortent de la terre y rentrent sous une autre forme & lui rendent tout ce qu'ils en avoient emprunté. Les Forêts du Nord aussi anciennes que le Monde, ont leur sol aussi fertile qu'à la premiere année de leur création, parce que toutes les races d'arbres, qui sont nées de la premiere,

______

(d) *Jamque adeo fracta est atas, effataque Tellus*
Vix animalia parva creat, quæ cuncta creavit.

Lucrece, liv. 2. sur la fin.

font tombées en engrais fur leur poftérité & pour leur poftérité.

Une feule circonftance peut épuifer la terre, ce font les pluies, les courans de ces pluies qui entraînent les fucs dans les rivieres, & de celles-ci dans la mer; où il femble qu'à la fin doivent fe rendre tous les principes de la fertilité, & par conféquent les matériaux de cette fécondité primitive qui, felon ces Philofophes, a produit les animaux. Or une infinité d'obfervations nous aprennent que des tremblemens de terre ont bouleverfé fens deffus deffous des portions confidérables de ces entrailles de la terre fituées dans le centre des mers, & qu'ils en ont formé des ifles, des continens. A-t-on jamais vu de ce terrain tout neuf fortir un homme nouveau? Si l'on en a point vu, s'il eft impoffible qu'on en voie, il ne l'eft pas moins que la furface entiere de la terre nouvellement formée ait offert ce fpectacle.

On dira que des terres à volcans ne font gueres propres à une pareille fécondité; que les embrafemens qui accompagnent ces éruptions en éteindroient même les principes, quand ils y feroient, comme l'eau bouillante diffipe l'efprit feminal d'une graine.

Mais la fertilité finguliere de la Sicile, autour du Mont-Etna même, celle du Vefuve, jufqu'à une certaine hauteur, prouvent le contraire. Le tems de ces éruptions fera, fi l'on veut, un obftacle à la fécondité merveilleufe qui plaît tant à Lucrece, mais ce tems de trouble une fois paffé, qui empêche les riches matériaux que l'éruption auroit expofés au grand jour, à l'action du foleil, de nous répéter le prodige de la premiere formation des animaux, dont un feul décideroit cette grande queftion? Et fi les entrailles de la terre poffédoient une fi belle fécondité, pourquoi depuis deux ou trois mille ans qu'on obferve de ces révolutions, aucune n'auroit-elle montré la moindre petite production de ce genre qui pût favorifer cette magnifique hypothefe?

Quelques Modernes, comme Voffius, ont penfé que la couleur noire avoit été d'abord une maladie de la peau, pareille à la ladrerie; que de deux malades de cette efpece, mâle & femelle, eft iffue une race Negre, dans laquelle cette couleur

leur où cette maladie s'eſt perpétuée.

On peut alléguer, en faveur de cette hypotheſe, quelques obſervations d'Européens devenus Æthiopiens par la peau. Mais ces Negres accidentels n'ont jamais eu la phyſionomie de cette eſpece d'hommes ; jamais leurs cheveux ne ſont devenus laineux & crêpus.

La maladie Æthiopienne, dans cette hypotheſe, vient toujours de l'exceſſive chaleur du climat ; mais toutes les maladies ſe guériſſent par leurs contraires ; ainſi ces races de Negres qui ſont dans le Groenland depuis ſi long-tems, ſeroient guéris & redevenus blancs dès la premiere génération, ou au moins dès la ſeconde, & cependant ils n'ont que les cheveux blancs & longs ; encore cette rectitude des cheveux leur étoit-elle originelle, car il y a des Maures qui les ont ainſi. A l'égard de la blancheur des poils, on ſçait que les animaux, qui ſont les plus bruns dans nos climats tempérés, ſont blancs dans le nord, au moins dans l'hiver ; tels ſont les Ours, &c. Il faut donc que la couleur de la peau de ces Negres Groenlandois ſoit bien originelle & non accidentelle ou maladive, pour avoir ré-sisté à une cause, dont la puissance à blanchir les dehors de la peau est si généralement prouvée.

Enfin les maladies les plus incurables n'ont qu'un période, ce qui est évident par la ladrerie même, dont le Période est fini, & par le mal de Naples, qui, selon nos plus sçavans Médecins, est sur son déclin; rien de semblable ne s'observe dans la couleur des Negres.

Une derniere opinion sur l'origine de la couleur des Negres, & même sur celle de toutes les especes d'hommes, est l'hypothese qui l'attribue à l'imagination des meres. Quoique le pouvoir de cette imagination soit fortement combattu aujourd'hui, uniquement parce qu'on n'en comprend pas le comment, raison pitoyable, tant de faits l'établissent, qu'il est difficile à un homme sensé de se refuser à ce principe. Je n'en raporterai pas ici les preuves générales, ce seroit matiere à un volume, qui doit avoir sa place dans ma Physiologie, je me bornerai à quelques-unes qui regardent l'objet même de cet Ouvrage.

Un de mes amis, Observateur intelli-

gent, a répété, fur des chiens, l'expérience des agneaux de Laban. Il avoit un
chien épagneul marbré de gris & de blanc ;
il peignit les places blanches d'un roux-
de-feu & d'une couleur de maron. Il réuf-
fit, dit-il, à faire une bigarrure éclatante.
Dans le même tems, il avoit une chienne
de poil ras tachetée de noir & de blanc ;
elle fut couverte par le chien & jetta des
petits qui, en prenant le blanc & le noir
de leur mere, porterent auffi le roux-de-
feu & le maron artificiel de leur pere, &
eurent par-là une robe des plus brillantes.
Madame Deloge de la Mezangere en eût
un ; elle le trouva fi beau, qu'elle en fit
faire le portrait, qui eft encore au Châ-
teau de la Mezangere, agréable maifon
de campagne, où M. de Fontenelle a eu
ces entretiens charmans avec la Marquife,
qu'on lit dans fa pluralité des Mondes,
ou au moins qui ont fait le fujet de ce
livre.

Le Pere Gumilla, Auteur de l'Hiftoire
de l'Orenoque, a vu à Carthagene des
Indes en 1738 une fille de Negreffe tachetée de blanc & de noir fymétrique-
ment depuis la tête jufqu'aux pieds ; fa tête

étoit couverte de cheveux noirs bouclés, au milieu defquels paffoit une pyramide de poils crêpus blancs comme la neige, dont la pointe aboutiffoit au fommet de la tête, & la bafe étoit fur le milieu des fourcils ; la moitié intérieure de ceux-ci étoit blanche & bouclée, & l'extérieure noire & crêpue : au milieu de cette pyramide blanche, étoit une tache noire réguliere, comme les mouches de nos Dames. Le vifage étoit d'un noir clair avec des taches d'une couleur plus vive ; une autre pyramide blanche alloit du cou au creux de deffous la levre inférieure, par-deffus le menton. Cet enfant avoit aux mains comme des gands noirs, & aux pieds des efpeces de brodequins d'un noir clair, cendré ; fur la poitrine & les épaules une efpece de *pelerine* noire ; le refte du corps étoit tacheté de blanc & de noir. On reconnoît là les bigarures de nos beaux chiens marbrés, & en effet ce phénomene fingulier n'avoit d'autre caufe qu'une chienne ainfi bigarrée que cette Negreffe aimoit beaucoup, & qu'elle avoit fans ceffe avec elle. Toute la Ville de Carthagene a vu ce prodige (e).

____

(e) Hiftoire de l'Orenoque, Tome I. page 149.

En partant de ce principe, une femme blanche enceinte, vivement frapée d'un chien noir ou de tout autre objet de cette couleur, peut faire un enfant negre, au moins par la couleur. Il y a bien dans nos climats quelques hiſtoires d'enfans de cette eſpece. Sans compter ceux de France, dont on a l'hiſtoire & la tradition, Hoye-rus, Auteur Allemand, raporte qu'une femme, qui n'étoit pas du commun & qui habitoit une grande Ville, accoucha d'un Negre, pour avoir vu, parmi les Domeſtiques d'un Prince, un laquais de cette couleur. *Acta medico - phyſic. Tom. IV. p. 381.*

Et ſi dans un peuple nombreux il s'en trouve en même-tems deux, un de chaque ſexe, voilà un mariage qui donnera une race noire. Des hommes peints de couleur de cuivre, comme il en eſt parmi les Sauvages, des guerriers armés de ce métal, des ſtatues qui en ſeroient faites ou peintes, peuvent de même avoir fait naî-tre des enfans cuivrés.

Le même Hoyerus raconte, au même endroit, page 382, qu'une femme groſſe frapée de l'aſpect d'un drôle qui contrefaisoit l'Egyptien , & qui s'étoit peint le visage d'un jaune obscur , eut un fils tout semblable , & qui fit des enfans de même espece.

L'imagination n'agit pas seulement sur les couleurs de la peau , elle opere sur la figure , sur la conformation & du visage & de tous les membres ; de là ces mutilations , ces duplicités , ces monstruosités de toutes les especes. Il est donc possible qu'à ce même enfant , auquel elle aura donné la couleur noire , elle lui ait formé un nez écrasé , épaté , de grosses levres , &c. parce que quelque singe , quelque figure , quelque portrait de cette espece aura frapé la vue de la mere.

J'en dis autant de la physionomie de l'homme couleur de cuivre & de toutes les autres couleurs & figures.

J'en dis autant des hommes à queuë même, dont les premiers ne peuvent avoir été que des copies , & peut-être même des productions de grands singes qui ont de pareilles queues.

Je le dis d'après les Auteurs qui soutiennent cette opinion ; je viens à leur apui & je m'apuye moi-même de leur autorité

& de leurs obſervations, pour regarder cette hypotheſe comme la plus vraiſem-blable de la plûpart des précédentes, mais non pas pour l'adopter comme la vraie hiſtoire de l'origine des diverſes eſpeces d'hommes ; car j'avoue que je n'en trou-ve aucune aſſez ſatisfaiſante pour mériter ce titre.

Laiſſons donc aux Théologiens, aux Hiſtoriens, aux Antiquaires, &c. à diſcu-ter ces origines, qui ſe perdent dans le cahos de celle du monde ; prenons les choſes en l'état où elles ſont, de quel-que ſource qu'elles viennent, & exami-nons en Anatomiſte, en Phyſicien ſcru-tateur des faits, les cauſes de la couleur de tous ces hommes blancs, baſanés, noirs, cuivrés, &c. Voilà notre objet propre.

ARTICLE III.

CAUSES DE LA BLANCHEUR DES EUROPÉENS.

Structure de la Peau.

C'E s t de la peau dont il s'agit, quand on parle de la couleur des hommes, des animaux mêmes ; c'eſt donc un préliminaire eſſentiel à la partie Phyſico-Anatomique de ce Traité, que de connoître la ſtructure de cette envelope générale.

On conçoit bien que la peau étant la ſurface extérieure de tout le corps de l'animal, elle doit être compoſée de toutes les eſpeces de parties de ce tout qui parviennent à cette ſurface. Les eaux dans leſquelles nage l'embryon, auront apliqué les unes contre les autres ces ſommités de l'arbre animal, ſi l'on peut dire, & en auront fait une eſpece d'étoffe, d'envelope, attachée au tronc, par toutes ces productions qui lui apartiennent.

Ces parties de la ſurface ſont des membranes, des muſcles, les tendons de ceux-ci ou leurs aponévrofes , des vaiffeaux & des nerfs.

Que deviennent tous ces matériaux entrelaffés & tapés dans le tiffu de la peau ? La diffection , les préparations , les injections , le mycrofcope , font les moyens que les Anatomiftes ont employés dans cette recherche , & que nous avons nous-mêmes mis en ufage d'après eux.

La vue fimple découvre , fur la peau , aux plus ignorans , un tiffu cellulaire , garni , dans certains endroits , d'une ouatte graiffeufe qui fait l'embonpoint , & dont la jufte proportion contribue à la beauté de la peau & du fujet même. L'Anatomifte trouvera ce tiffu compofé de lames très-fines apliquées les unes contre les autres & attachées par intervales , de façon qu'elles reprefentent un gâteau feuilleté. C'eft dans les intervales , ou dans les cellules de ce gâteau que les extrêmités artérielles dépofent une huile , qui , en fe figeant , fait la graiffe ; c'eft dans ces mêmes cellules que les Bouchers font entrer l'air qu'ils ont coutume de fouffler fous la peau des animaux qu'ils préparent à nos cuifines.

Ce tiſſu cellulaire médiateur entre la peau & le reſte du corps les attache réciproquement & donne paſſage à tout ce qui ſe rend au cuir.

Les quadrupedes ont par-deſſus toute cette panne graiſſeuſe univerſelle une membrane muſculeuſe, apellée le *Pannicule charnu*, lequel s'attache auſſi étroitement à leur peau, que nos muſcles peauciers & frontaux s'uniſſent à la peau du viſage & de la tête ; & c'eſt avec cet organe muſculeux qu'ils ſecouent leur peau, lorſque les mouches les incommodent. L'homme eſt privé de cette envelope muſculeuſe générale ; il n'en a que des portions dévolues à certaines parties.

La véritable peau, ou le cuir qui vient après le corps graiſſeux, eſt compoſé, comme j'ai dit, des houpes ou ſommités de toutes les eſpeces de parties qu'il couvre. Tout ce qu'il y a de fibreux & de lamineux s'entrelaſſe en toile ſerrée, épaiſſe & néanmoins molle, infiniment extenſible en tous ſens & élaſtique ; ce qui eſt évident par l'amplitude que prend la peau des femmes enceintes, celle des hydropiques, & par la facilité avec laquelle elle ſe rétablit en ſa premiere dimenſion , lorſ-que la néceſſité de cette extenſion eſt paſ-ſée.

Les nerfs qui ſe portent à la peau pro-duiſent , 1°. ſous ce cuir, des glandes qui , par leur union avec des vaiſſeaux liquoreux , préparent des ſucs néceſſaires à la ſoupleſſe de la peau & à l'organe du toucher ; 2°. ils y forment des bulbes qui par l'addition de fibres aponévroti-ques , donnent naiſſance aux différentes eſpeces de poils. 3°. Enfin une grande quantité de nerfs ou d'extrêmités ner-veuſes , percent le cuir & s'épanouiſſent en houpes , en mamelons , à ſa ſurface extérieure , pour y être l'organe de la ſen-ſation qui lui eſt propre.

Les vaiſſeaux liquoreux qui s'inſinuent dans la peau s'y entrelaſſent en mille ma-nieres & forment ce qu'on apelle le *Ré-zeau vaſculaire*. Ils y ſont rarement aſſez amples pour admettre ſenſiblement la par-tie rouge du ſang ; il n'y a gueres que le rézeau vaſculaire des joues qui ait ce pri-vilege , dans l'état naturel ; & c'eſt-là l'origine du coloris brillant de cette ré-gion du viſage. Dans tout le reſte du corps , ce rézeau eſt ſi fin, & le ſang y eſt ſi rare, qu'il n'y ſuffit qu'à donner à la peau ce qu'on nomme la *couleur de chair* ; car les vaiſſeaux de ces plexus ſont autant de lymphatiques qui ne produiſent que la blancheur. Il faut en excepter les cas où ces lymphatiques perdent leur reſſort ; alors ils cedent facilement à l'impulſion du ſang des artérioles , dont ils ſont la continuité. C'eſt la même choſe , ſi l'impulſion de ce ſang eſt aſſez violente pour forcer ces lymphatiques, quoiqu'ils jouiſſent de toute leur élaſticité.

Cette intruſion du ſang dans les lymphatiques arrive dans l'éréſipele & le phlegmon, dans les diverſes eſpeces de phlogoſes ; c'eſt là le vrai méchaniſme de l'inflammation. Nous en produiſons une artificielle par nos injeĉtions anatomiques faites avec des matieres çolorées fort ſubtiles. (*f*)

(*f*) Vieuſſens eſt le premier que je ſache qui ait démontré les artéres lymphatiques dans un inteſtin enflammé , & qui ait par conſéquent donné lieu à cette explication de l'inflammation. Les injeĉtions de Ruiſch ont confirmé cette découverte. Il les a démontrés dans l'œil , & a même fait deſſiner cette piece.

Puisqu'il ne paſſe du corps dans la peau que de trois ſortes d'organes, fibres, nerfs, vaiſſeaux, nous ſommes forcés de ne reconnoître dans cette envelope, que les trois eſpeces de parties organiques qu'on vient de voir.

1°. Un tiſſu fibreux, ou un cuir qui ſert de baſe, de cannevas à tout le reſte. 2°. Des glandes & des houpes nerveuſes. 3°. Un rézeau vaſculaire.

Cependant l'anatomie nous y découvre encore deux autres parties placées ſur les précédentes. Le *corps muqueux* ou *réticulaire* de Malpighy & la *ſurpeau*. Quelle eſt donc l'origine de ces avanturieres, qui ne la tirent pas directement du tout qu'elles envelopent ?

Le fluide des nerfs eſt en partie fait d'un ſuc mucilagineux, gommeux, ſuſceptible de coagulation, d'aſſimilation, &c. c'eſt lui qui fournit les matériaux de notre ſtructure, de notre accroiſſement; (g) ce ſuc gélatineux, muqueux eſt verſé par toutes les houpes nerveuſes, du nez, de la bouche, de l'eſto-

____

(g) Voyez le Traité du fluide des nerfs, du mouvement muſculaire, &c. p. 198, 202.

mac, des inteſtins, &c. Comment celles de la peau n'en donneroient-elles pas ? Le mucilage qui en exude ſe répand autour des mamelons, s'y fige, s'y durcit, & voilà le *corps muqueux* de la peau : corps *muqueux*, parce que c'eſt une eſpece de mucoſité qui lui donne origine ; corps *réticulaire*, parce que ce mucilage condenſé environnant tous les mamelons dont il découle, ſi ceux-ci s'élevent au-deſſus de la couche commune, comme ils le font dans la langue des quadrupedes, alors en ſéparant, par l'art, cette ouatte, elle vous offre autant de trous qu'il y a de mamelons environnés auxquels vous l'avez arrachée ; elle eſt donc alors une eſpece de grille de rape, de rézeau, de dentelle, de *corps réticulaire.*

Mais ſi, comme à la peau, ces houpes ſont toutes ou preſque toutes enſévelies dans ce mucilage, amplement recouvertes de cette ouatte, alors vous ne la trouverez plus perforée, vous n'y verrez plus que des enfoncemens ſemi-Sphéroïdes, & vous ne l'apellerez plus que *corps muqueux.*

S'il ſe trouvoit quelque partie où les

houpes nerveuſes fuſſent longues , nombreuſes & où la ſecrétion de leur mucilage fut excitée par le contact répété des corps extérieurs , qu'en même-tems ce mucilage fut condenſé , à meſure qu'il s'épanche , par ſa ſituation & par la température ſeche de l'organe , alors le corps muqueux ſeroit plus épais qu'en toute autre région , & recouvriroit encore ſes papilles nerveuſes , quelques longues qu'elles fuſſent ; c'eſt là le cas du dedans des mains & des pieds.

Supoſons maintenant que ce *mucus* , quoique fort abondant & fourni par de grandes houpes nerveuſes , ſoit délayé par beaucoup de lymphe , il s'en aſſimilera moins , une partie ſera entraînée & diſperſée par cette lymphe ; il ne formera donc , malgré ſon abondance, qu'une lame que les mamelons ſurpaſſeront , comme s'ils paſſoient au travers ; & par-là elle reſſemblera à cette grille de rape , à ce rézeau dont je parlois tout à l'heure , en citant le corps réticulaire de la langue des quadrupedes. Je ne dis pas cependant que le *mucus* laiſſe à nud les ſommités des papilles nerveuſes. Ses dernieres couches envoient par-deſſus ces ſommets des houppes, une lame mince, mais ce prolongement devient par-là comme une partie iſolée & diſtinguée, ſéparée même du reſte du rézeau par le méchaniſme que je vais expoſer.

Aſſurément que le corps muqueux embraſſe, envelope, couvre plus ou moins tous les mamelons dont il tranſude ; & la chaleur naturelle, l'affinité des parties analogues ſuffiſent pour lui donner aſſez de conſiſtance pour le faire reſſembler à une membrane ; mais la ſituation de ſa ſurface extérieure ajoute à ces circonſtances le contact des fluides étrangers qui l'environnent, ſoit de l'eau dans le fœtus & les animaux qui vivent dans ce liquide, ſoit de l'air & des autres matieres dans l'homme né, &c ; ce contact ne peut manquer d'ajouter de nouveaux degrés d'adhéſion, de condenſation entre les particules du mucilage qui y ſeront expoſées, c'eſt-à-dire, qui formeront la premiere couche ou la ſurface extérieure du corps muqueux, & ces degrés de condenſation, de cohéſion plus conſidérables, formeront la *ſurpeau*.

Toutes

Toutes les gommes diffoutes, toutes les colles farineufes ou animales bouillies, cuites & laiffées à l'air quelques momens, prennent à leur furface une pellicule plus ou moins forte, & vous offrent une image naturelle, quoique groffiere, du méchanifme de cette formation de l'épiderme. Suivez plus loin l'expérience ; on vous fert une crême cuite, près de laquelle on a aproché une pelle rougie au feu pour lui donner de la couleur. Obfervez que fon épiderme coloré s'eft élevé en plufieurs endroits, & y forme des empoules pleines de la férofité que la crême ou le lait lui a fourni. Vous avez là encore l'image de l'art avec lequel nous enlevons l'épiderme des cadavres, & de celui par lequel l'eau bouillante & les veflicatoires l'enlevent & forment des cloches fur le vivant. Dans ces deux cas la matiere du feu, ou le fluide cauftic, crifpe & brife les vaiffeaux & les nerfs de la peau, rompt leur liaifon avec l'épiderme, & expulfe de leur tiffure tout le fluide qu'ils contiennent, tandis que la furface extérieure de cet épiderme, directement expofée à la vive aftriction de ce feu, foit naturel, foit

médicamenteux, fe raccornit, ferme fes pores, empêche l'iffue de cefluide trop abondant, & le retient épanché fous fa furface.

Le ferpent fe dépouille tous les ans de
fa furpeau, parce que fon tiffu devient fi
ferré par accroiffement, qu'il ferme comme
ci-deffus, les embouchures tranfpiratoires
& force les fluides à en détruire les vaiffeaux au-deffous de cette furpeau, & par
conféquent à débarraffer celle-ci de fes at-
taches à la peau.

Après de grandes maladies, l'homme
en fait autant, parce que ces maladies
ont produit dans la furpeau le même def-
fechement, la même obftruction, & que
peut-être une fermentation putride s'y eft
jointe pour rompre les vaiffeaux tranfpiratoires fous cette furpeau.

Toutes ces caufes fe réuniffent dans la
diffolution gangreneufe, laquelle produit,
dans le cas de cette maladie, la même
ruine des liaifons des vaiffeaux liquoreux
& nerveux avec la furpeau & le même
épanchement fous elle, qui donne les
phlictaines.

Ces liaifons des vaiffaux liquoreux avec
la furpeau méritent un moment de notre

attention ; j'ai comparé notre peau à une crême cuite ; mais bien entendu qu'on auroit égard aux différences indifpenfables dans toutes les comparaifons. Une crême eft une maffe ; le corps-humain eft un compofé admirable d'organes , tout fait de fibres , de filieres , de vaiffeaux.

PREMIÈRE PARTIE. De la peau en général.

ART. III. Sa ftructure.

J'ai dit que les vaiffeaux liquoreux faifoient un *réxeau vafculaire* , fur cette peau , entre fes mamelons & fes glandes , fous le *réxeau muqueux* , qu'il faut bien fe garder de confondre avec notre *réxeau. vafculaire*. Penfez-vous que tout ce ramage de vaiffeaux en demeure-là , & foit réduit à ramper en replis tortueux dans les diverfes parties de la peau , à fe replier enfuite en entier fous la forme de veines vers le centre de la circulation pour y reporter les liqueurs , fans qu'aucun de fes rejettons ofe , pour ainfi dire , s'échaper , s'élancer à travers du réxeau muqueux & de la furpeau vers l'atmofphere. Cette opinion n'eft pas vraifemblable.

La doctrine de la tranfpiration , tant fenfible qu'infenfible , celle de l'intus-fufception des liqueurs extérieures , fi folidement établies & leurs pores divers reconnus, vus même au microscope par quelques Observateurs, ne permettent pas de nier des communications réelles entre les vaisseaux du rézeau & la surface extérieure de la surpeau.

Leuwenhoek a vu avec un plaisir singulier, dit-il, une portion de la surpeau de la grandeur d'un grain de sable ordinaire, percée d'une infinité de pores aussi distincts que ceux qu'on feroit à un papier avec une petite aiguille & à travers desquels on verroit le soleil. (*h*)

Dans un autre endroit, il fait monter le nombre de ces pores ou embouchures de vaisseaux transpiratoires dans l'espace de ce grain de sable à cent vingt-cinq mille. (*i*)

Malpighy a vu aussi au microscope, sur le dos de la main, les orifices de la sueur. (*k*)

Mes propres observations ne donneroient pas de poids à celles de tels Observateurs. Quoique j'aie examiné l'épiderme au microscope, quoique j'y aie cru

---

(h) *Epistol. Physiologica*, p. *409*.
(i) *Anatomia & contemplationes*, p. *207*.
(k) *De Tactûs organo*, p. *61*.

voir une infinité de pores, c'est-à-dire, de petits endroits en forme de trous, qui laiſſoient paſſer beaucoup plus de lumiere que les autres, je n'oſerois affirmer que ces endroits perçaſſent entierement à jour la ſurpeau, qu'ils ne fuſſent pas ſeulement des endroits beaucoup plus tranſparents, mais munis encore d'une lame fine. Le cannepin, eſpece de ſurpeau qui ſert à eſſayer nos lancettes, m'a donné des pores beaucoup plus ſenſibles, peut-être parce que le reſte en eſt plus opaque, mais ces pores ſont par plaques, ou par petits tas de cinq ou ſix enſemble, aſſez reſſemblants à cet amas d'étoiles qu'on apelle *pleyades*, & vulgairement la *pouſſiniere*. Il ſemble que ces tas de trous ſoient des veſtiges de l'adhérence de cette fine tunique aux mamelons de la peau.

Lorſque dans l'opération du trépan, après avoir ratiſſé le péricrane, je vois *ſourdre* du crâne même des gouttes de ſang artériel qui forment bientôt un petit ruiſſeau, j'affirme que cet os eſt poreux, & qu'il a des artérioles qui percent du dedans au-dehors, quoique je ne diſtingue pas aux yeux les orifices de ces vaiſſeaux.

Or qui eſt-ce qui n'a pas vu ſur la peau d'un homme, qui ſue abondamment, s'amaſſer auſſi en peu de tems des gouttes de cette lymphe chaude, & cet amas ruiſſeler bientôt ſur ſon viſage ou ſa poitrine ? Quelle eſt la ſource de ces eſpeces de ruiſſeaux, ſi ce n'eſt une grande multitude de pores dans la ſurpeau. Voilà qui eſt pour le moins auſſi ſûr, plus ſûr même que tous les microſcopes.

En effet, n'eſt-il pas très-vraiſemblable, n'eſt-il pas néceſſaire même que de ces vaiſſeaux qui ſerpentent entre les mamelons & qui font une eſpece de pampre ſur le cuir, il en ſoit un grand nombre, dont les embouchures ſe relevent & percent le corps muqueux & ſa ſurface, l'épiderme, de compagnie avec les poils & les tuyaux excréteurs de quelques glandes ? N'eſt-il pas même raiſonnable de penſer que les ſaillies de ces diverſes embouchures ſe joignent aux houpes nerveuſes, pour donner à cette ſurface l'aſpect raboteux, écailleux, que lui ont attribué quelques obſervations microſcopiques.

Il eſt vrai que ces orifices ſont extrêmement petits ; les plus fines injections colorées ont bien quelquefois fait paſſer leurs fluides ſubtils en ſuintement par ces pores, mais jamais avec leurs couleurs ; on n'eſt pas étonné de cette excluſion des matieres colorantes, quand on a beaucoup fait de ces injections, & qu'on a vu qu'il leur arrive ſouvent d'être ſans couleur dans les lymphatiques, dans les capillaires ſanguins même.

Nous avons établi précédemment que le contact fréquent des corps extérieurs augmente l'épaiſſeur du corps muqueux ; il en fera autant à l'égard de la ſurpeau qui en émane & en fait partie ; delà l'é paiſſeur de l'épiderme au-dedans des mains, des pieds ; delà les calus que ſes couches multipliées y forment.

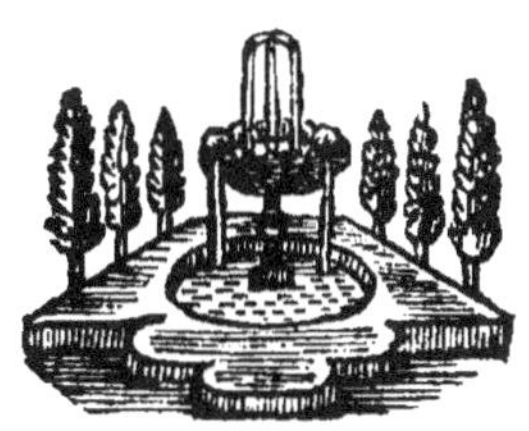

ARTICLE IV.

Matériaux & fiege de la couleur des hommes
& des animaux, tant blancs que noirs,
&c.

NOUS cherchons la couleur de la peau, nous en connoiffons toutes les parties : quelle eft maintenant celle de toutes ces parties qui fait cette couleur ? Où réfide-t-elle ? Nous fommes blancs, les Africains font noirs, il ne s'agit donc que de rechercher quelle partie de cette peau, ou des liqueurs qu'elle contient, eft conftamment blanche chez nous & noire dans le Maure.

Le fang artériel nous rend vermeil, & il communique bien auffi un peu de ce coloris à l'Æthiopien, tout Æthiopien qu'il eft. Nos injections fines colorées de vermillon le font même fur le Negre après fa mort. Mais de part & d'autre on voit bien que ce vermillon, foit naturel, foit artificiel, n'eft qu'une addition au blanc ou au noir naturel. Les vaiffeaux fanguins du rézeau vaſculaire de la peau ne nous fourniront donc pas ce que nous cherchons.

Ce rézeau n'eſt fait d'ordinaire que de vaiſſeaux lymphatiques. La lymphe eſt blanche ou très-aprochante de cette couleur , & les femmes qui paſſent pour plus abondantes en lymphe que les hommes , ſont auſſi plus blanches.

Enfin , quand cette lymphe eſt mêlée de bile , l'un & l'autre ſexe a le teint jaune. Voilà donc la découverte faite. Le Negre a ou une lymphe noire ou une bile noire ; & delà ſon teint de la même couleur.

Arrêtez un peu votre imagination trop précipitée dans ſes efforts , & avant de décider ainſi la queſtion , examinez le ſang , la lymphe , la bile de toutes les eſpeces d'hommes , de tous les genres d'animaux ; vous trouverez ces liqueurs les mêmes en tous ; le ſang rouge , la lymphe blanche ou tranſparente , la bile jaune , &c. Ce n'eſt donc pas la lymphe qui rend le Negre noir, car il faudroit qu'il l'eût noire ; & ſi ce n'eſt pas la lymphe du Negre qui le rend noir , pourquoi ſeroit-ce cette liqueur qui nous colore en blanc ?

PREMIERE PARTIE.
Peau en général.
____
ART. IV.
Matériaux
& siege de
la couleur,
&c.

La couleur dans toutes ces races d'hom‑
mes doit avoir un même principe. A l'é‑
gard du jaune que cette lymphe teinte de
bile leur donne à toutes , on voit par-là
que c'eſt une couleur accidentelle , addi‑
tionnelle , comme celle du coloris , ſoit
naturel , ſoit artificiel , dont nous venons
de parler.

Ce n'eſt donc pas le rézeau vaſculaire ,
ni ſes fluides qui nous colorent ; ce n'eſt
pas non plus le cuir ; il eſt le même à peu
près dans tous les hommes , dans tous
les animaux , blancs , ou très-aprochans du
blanc. Or de toutes les parties de la peau
& de ce qui les arroſe , il ne nous reſte
plus que le rézeau muqueux placé ſur ce
cuir & ſur le rézeau vaſculaire , parmi les
mamelons nerveux. C'eſt donc dans ce
mucus & dans ces mamelons que nous
devons trouver le ſiege & les matériaux
de la couleur de la peau.

Il n'y a qu'une voix chez tous les Ana‑
tomiſtes pour prononcer que ce corps
muqueux eſt blanc chez les Européens ,
& noir comme de l'encre chez les
Negres. Tout homme peut ſe convaincre
de la blancheur du nôtre , s'il veut s'en

raporter à l'anatomie comparée. Une langue de bœuf cuite par ébullition , avant
d'en faire une entrée, lui en fournira un
moyen facile. Il emportera la furpeau de
cette langue & trouvera deffous le corps
muqueux , le corps réticulaire blanc comme la neige.

Nous avons vu de quoi eft compofé ce
corps muqueux ; il envelope les papilles
nerveufes & il doit fon exiftence au fuc
qui en tranfude , voilà donc que le fuc nerveux eft le principe de notre couleur blanche , & toutes les obfervations , par lef-
quelles nous avons prouvé l'exiftence de
ce fuc dans le Traité du mouvement muf-
culaire , démontrent en même-tems qu'il
eft blanc chez nous. Mais feroit-il noir
dans le Negre ? C'eft une conféquence naturelle de ce que nous avons dit jufqu'ici ;
conféquence néanmoins dont l'aplication
précipitée , fimple & trop générale , feroit
vraifemblablement une erreur. Entrons
donc dans un examen plus détaillé des
premiers principes de la couleur des Negres.

PREMIERE
PARTIE.
Peau en
général.
____
ART. IV.
Matériaux
& fiege de
la couleur,
&c.

SECONDE PARTIE,

DE LA COULEUR

DES NEGRES EN PARTICULIER.

ARTICLE PREMIER.

ORIGINE ET NATURE DES MATÉRIAUX
DE LA COULEUR DES NEGRES,

*Ou de l'œthiops animal auquel ils doivent
leur couleur.*

IL n'y a point à douter que le corps muqueux des Negres étant noir, & ce corps étant formé par le suc des mamelons nerveux, l'espece de ce suc versé par les houpes nerveuses de la peau du Negre ne soit aussi noire ; mais si delà vous concluez que tout le suc nerveux d'un Maure, tout son suc nouricier, sa lymphe nervale font noires, vous ferez démentis par tous les faits anatomiques, pour avoir tiré une conféquence générale d'un fait particulier ; raifonnement très-vicieux ; car de ce qu'un fuc de la peau du Negre, émané de fes nerfs, eft noir, il ne s'enfuit point du tout que la maffe de leur fuc nerveux contenue dans le fyftême entier de leurs nerfs ait cette couleur.

SECONDE PARTIE. Couleur des Negres.

ART. I. Origine & nature de l'œthiops.

Pour vous expofer fur ce fuc particulier la doctrine qui m'eft propre, il faut que je réfume ici quelques-uns des principes de ma Phyfiologie, & que j'en raporte quelques endroits qui regardent cette queftion & conftatent en même-tems les époques de mes opinions fur cette matiere.

Il y a un concours perpétuel du fluide des extrémités artérielles, liquoreufes, avec les extrêmités nerveufes pour les fonctions de l'économie animale. Sans ce concours, point de mouvement mufcu-laire, point de fenfations, point de digef-tion même. *Point de mouvement mufcu-laire, ni de fenfation* ; on fçait qu'une partie, dont on a lié toutes les arteres, n'a point de mouvement & perd bientôt

Seconde Partie.

Couleur des Negres.

———

Art. I.
Origine &
nature de
l'œthiops.

le fentiment & la vie. *Point de digeftion même* ; puifque l'apétit, premiere préparation à la digeftion, eft une fenfation, & que l'action des alimens fur l'eftomac, qui excite fes puiffances digeftives, eft un effet de cette fenfation ; enfin les fucs falivaire & ftomachique, principaux agens de la digeftion, dérivent des glandes, des fommités nerveufes, & font le réfultat d'une combinaifon des liqueurs tirées du fang, des fucs & des efprits extraits des nerfs. Si ces fucs n'étoient qu'une lymphe, ou de l'eau animée par la chaleur, jamais nous ne digererions, jamais nous ne ferions du chyle. La marmite à Papin fait de bon bouillon, mais il y a bien loin de ce bouillon-là au chyle.

Les houpes nerveufes, les glandes, efpeces particulieres de ces houpes, font comme des temples où fe fait cette efpece de mariage, cette union du fluide des nerfs avec celui des extrêmités artérielles fi néceffaires à toutes nos fonctions.

Dans ce concours le fluide animal s'allie, tantôt avec un fuc gélatineux, lymphatique, tantôt avec une partie volatile, tantôt avec une partie fulphureufe du

Traité des Sens, page 378.

ſang artériel. Par exemple, dans l'œil, les houpes nerveuſes font le velouté de la choroïde. Ce velours eſt rendu noir par une encre qui ne peut être que le produit d'une pareille combinaiſon des ſoufres du ſang répandus dans ce tiſſu par les houpes artérielles & du fluide des nerfs, que ceux-ci verſent à leur tour dans ce velouté; » ou, ſi voulez, cette encre eſt » comme la lie du fluide qui réſulte de » l'alliage du ſuc nerveux, des eſprits » avec le volatil du ſang. Le fluide animal » a quelque choſe qui tient de la nature » mercurielle; c'eſt pourquoi nous l'avons » apellé, page 83 de notre Phyſiologie, » *mercure de vie*. Or le mercure intime- » ment uni à des ſoufres, forme une ſub- » ſtance noire, un *œthiops*, comme » chacun ſçait. Ainſi il y a tout lieu de » croire que l'œil nous offre des veſtiges » ſenſibles de cet alliage précieux que nous » n'avions établi ci-devant que par la né- » ceſſité dont il paroît être dans preſque » toutes les fonctions, & ſur-tout dans » le mouvement muſculaire.

J'ai dit que le fluide animal a quelque choſe qui tient de la nature mercurielle;

& je l'ai apellé, page 83 de ma Physiologie, *mercure de vie*. Pourquoi lui ai je donné cette épithete ? Parce que le mercure minéral est un principe actif, ou au moins infiniment mobile, subtil, incorruptible ; que le mercure des Philosophes est, comme je le présume, l'esprit universel même, source de notre fluide animal ; & qu'enfin celui-ci a ces deux analogies avec le mercure connu, l'activité & l'incorruptibilité ; ajoutons la propriété de les communiquer à nos solides & à nos fluides. Elle est évidente, cette propriété, dans le fluide des nerfs, que j'ai apellé par cette raison, *fluide conservateur*. La justesse de cette derniere épithete est, je crois, solidement prouvée, page 81, 83 de ma Physiologie, & je ne pense pas qu'il me fut difficile de la démontrer aussi cette faculté dans les effets toniques du mercure commun employé avec tant de succès dans la cure d'une de nos plus cruelles maladies.

Je continue ainsi dans l'endroit cité du Traité des sens. » Cette encre observée » dans la choroïde, n'est pas particuliere » à l'œil, elle se trouve dans l'intérieur de » presque toutes les glandes. Elle est visi-

» ble

» ble dans les glandes furrenales, & c'eft
» à caufe de cette encre qu'on les apelle
» capfules atrabilaires ; elle eft encore vi-
» fible dans les glandes des poumons ou
» dans les glandes bronchiques. C'eft cet-
» te même encre qu'on rend dans les vo-
» miffemens noirs qui accompagnent ces
» maládies extrêmes que j'apelle des diffo-
» lutions convulfives du genre nerveux ,
» parce que la violence de la dépravation
» eft telle que l'intérieur des glandes de
» l'eftomac & des inteftins eft dépouillé
» de cette encre : ces vomiffemens noirs
» arrivent plus fouvent aux enfants, par-
» ce que les extrêmités nerveufes , qui
» forment les glandes , y font plus molles ,
» plus ouvertes. *Enfin la couleur des Ne-*
» *gres n'a pas une autre origine que cette en-*
» *cre, dont les houpes nerveufes cutanées, très-*
» *poreufes, imbibent la furpeau qui les couvre.*

Je m'exprimois ainfi en 1739, époque
de l'édition du premier volume de ma Phyfiologie dont le Traité des Sens fait partie.
Depuis j'ai obfervé plufieurs excrétions
noires très-analogues à l'encre de la choroïde , & que j'ai cru nerveufes comme elle.

Madame de Sacy, époufe d'un Confeil-

Seconde Partie. Couleur des Negres.

Art. I. Origine & nature de l'œthiops.

380.

ler au Parlement de notre Ville, affectée de vapeurs convulfives les plus cruelles, quoique du plus beau coloris & du meilleur tempérament en aparence, rempliſſoit quelquefois ſes mouchoirs de mucoſités noires comme de l'encre, tirées tant du nez que de la poitrine.

Madame de Varneville, autre femme de condition de Rouen, avoit un petit ulcere à la jambe, qui étoit la ſuite d'une eſpece d'Ethyſie ; j'en ai vu ſortir, au lieu de pus, une pareille excrétion parfaitement noire ; je ne me rapelle actuellement que ces deux obſervations d'un grand nombre d'autres plus détaillées, que contenoit cet article de mon manuſcrit de Phyſiologie, deſtiné à une ſeconde édition, mais incendié en 1762. On ſe contentera de cet échantillon.

Outre les glandes ſurrenales & bronchiques que l'on trouve fournies d'une liqueur noire, l'Auteur d'une Diſſertation inſérée dans le Journal des Sçavants, année 1742, page 102, a trouvé, autour des yeux, des glandes noires remplies d'une encre pareille à celle de la choroïde.

J'en étois là ſur l'origine de l'œthiops

animal, principe de la couleur des Negres, & quoique je me cruſſe alors poſſeſſeur de tout le fond de la découverte de la couleur des Negres, j'avoue néanmoins que ſans des faits anatomiques ultérieurs, on ne pouvoit regarder encore cette idée que comme une belle lueur ; mais cependant comme une lueur pareille à celle qui annonce à quelqu'un qui eſt dans les obſcurs ſoûterreins d'un dédale immenſe, l'iſſue de ce labyrinthe ; j'en étois, dis-je, à cette belle lueur, lorſque les Annonces & les Affiches de Paris du 17 Novembre 1756 nous aprirent qu'un célebre Anatomiſte de Berlin avoit trouvé la ſubſtance médullaire d'un Negre d'une couleur bleuâtre, & d'une conſiſtance plus ferme que la ſubſtance corticale. Je ne connoiſſois alors ni l'Auteur, (*l*) ni ſon Ouvrage (*m*) ; mais le haſard me procura, quelques mois après, le li-

SECONDE PARTIE. Couleur des Negres.

ART. I. Origine & nature de l'œthiops.

____

(*l*) M. Meckel.

(*m*) Recherches Anatomiques, I. Sur la nature de l'épiderme & du rézeau de Malpighy. II. Sur la diverſité de couleur dans la ſubſtance médullaire des Negres. Académie de Berlin 1753.

D 2

vre original, où il avoit vu ce fait nouveau & singulier. *

François-Nicolas Melaure , Negre de dix-sept ans , mort presque subitement à notre Hôpital le 4 Mars 1757 de la luxation rare de l'apophise odontoide , m'offrit l'occasion desirée de vérifier une découverte qui m'intéressoit plus qu'aucun Anatomiste de l'Europe , après ce que j'avois avancé dans mon Traité des Sens.

J'avoue que le cerveau de ce Maure ne

---

* Les observations qu'on va voir ont été lues aux Séances de l'Académie de Rouen : la premiere le 9 Mars 1757.... & les suivantes quelques jours après leur date ; les Pieces citées ont été montrées à cette Compagnie ; j'y pris acte en même-tems d'une découverte que j'avois faite trois ou quatre ans auparavant , & que je n'ai vue dans aucun Auteur. C'est qu'il n'est pas vrai que ce soit une regle générale que le cerveau soit divisé en deux substances , l'une cendrée & l'autre blanche. Le fœtus , l'enfant qui vient de naître , a ce viscere d'une seule couleur , cendrée-rougeâtre. Les nerfs seuls ; un peu la moelle épiniere , les cordes pyramidales de Willis , &c. sont exceptés de cet uniforme , & se distinguent par une couleur blanche : celle-ci ne commence gueres à s'établir ailleurs qu'à un an. Elle est générale à cinq ans.

me parut, au premier coup d'œil, diffé-rer en rien de celui des Blancs. Mais en y regardant de plus près, j'aperçus en effet une nuance de couleur bleuâtre, tant dans la substance corticale, que dans la substan-ce médullaire ou blanche, & cette nuance de bleu me parut lui donner aussi une nuance plus éclatante de blanc, effet or-dinaire du bleu mêlé avec le blanc ordi-naire. Des particules noires noyées dans du blanc font un effet à peu près semblable.

Par la même raison, le dessous de la peau de notre Negre me parut d'un blanc éclatant.

La glande pinéale étoit encore plus bleue que le cerveau, elle étoit presque noire. La raison m'en parut simple; c'est une glande, un rendez-vous de nerfs & d'artérioles; elle a deux filets considéra-bles de ces nerfs que lui donnent les parois du troisieme ventricule, & elle est péné-trée, plus qu'aucune autre partie du cer-veau, d'une multitude d'artérioles du ple-xus choroïde. Elle doit donc être fournie d'une plus grande quantité d'œthiops, ou de la liqueur combinée extraite de ces deux genres de vaisseaux.

Pour me convaincre de la réalité de la nuance bleuâtre du cerveau ; j'ai pris le cerveau d'un Blanc ; j'en ai mis une tranche contre un pareil morceau de celui du Maure , & sans en rien dire à mon Dessinateur , je lui ai demandé la différence des couleurs de ces deux morceaux ; il en a porté un jugement tout pareil au mien ; & pour en perpétuer le parallele , je lui ai fait peindre à la gomme les deux tranches comparées.

Le 27 Avril 1758 j'ai répété cette expérience sur le cerveau d'un Negre mort à notre Hôpital le 25 du même mois , & j'y ai trouvé les mêmes phénomenes que dans l'observation précédente.

A l'égard de la consistence du cerveau , je n'y ai rien remarqué d'extraordinaire ; d'ailleurs cette propriété est si variable , que je ne m'y suis pas beaucoup arrêté. M. Meckel , dont j'ai lu depuis peu l'Ouvrage , a observé de plus que cette teinte s'évanouit à l'air ; c'est une remarque que je n'ai pas faite & que je n'ai pas encore eu occasion de vérifier.

Je soupçonnai que le lapin noir pourroit bien être le negre de son espece ; le lapin blanc l'analogue du negre blanc, ayant, comme celui-ci, la prunelle couleur de rofes, & qu'enfin le lapin gris ou ordinaire feroit l'analogue des Européens; pour vérifier cette conjecture j'ai examiné en prefence de plufieurs Chirurgiens de mon Hôpital les cerveaux de ces trois efpeces d'animaux, & j'ai trouvé la couleur de celui du lapin ordinaire très-femblable en effet à celle du nôtre, & dans celle du lapin noir une teinte très-fenfible de ce même œthiops que j'ai trouvé dans les Negres. Cette expérience a été faite le 17 Décembre 1761, répétée le 23 du même mois, le 6 Janvier 1762, le 28 Mars 1764, & toujours avec le même fuccès, excepté que quand je me fuis fervi de lapins fort jeunes, cette nuançe s'y trouvoit douteufe.

A l'égard de la choroïde, l'encre étoit d'une abondance & d'un noir extrême dans les lapins noirs. Ce contrafte eft frapant vis-à-vis de la choroïde couleur de rofe du lapin blanc. Le cerveau de celui-ci n'a pas des différences auffi frapantes, mais on y remarque pourtant que fon blanc eft une couleur de lait ou plutôt de crême, & qu'il a comme une nuance de la couleur de chair de sa choroïde.

Le 7 Août 1764 j'ai disséqué les cerveaux de deux moutons, l'un noir, l'autre blanc. Celui du mouton noir nous parut d'abord plus blanc, comme s'il y avoit une nuance noire, tant dans la substance blanche que dans la corticale ; mais en la regardant plus long-tems & la faisant regarder, selon ma coutume, par plusieurs yeux anatomistes & non anatomistes, il fut décidé que la nuance n'étoit pas assez sensible pour la prononcer telle ; mais cette teinte noire n'étoit pas équivoque dans sa *conjonctive* ; tandis que celle du mouton blanc étoit d'un blanc d'os, c'est-à-dire jaunâtre.

Dans le même mouton blanc, la circonférence de la cornée transparente correspondante à la couronne ciliaire & à la choroïde étoit d'un brun bleuâtre. Dans le mouton noir elle étoit noire, un peu bleuâtre vers l'iris. L'iris du mouton blanc étoit d'un blond blanc ou très-pâle. Celle du mouton noir étoit couleur de caffé au lait avec des traits ou rayons plus bruns, & des bandes circulaires de même couleur très-brune ; la circonférence interne

de l'iris , & l'externe de la cornée tranf-
parente étoient d'un noir décidé. Les choroïdes des deux moutons étoient noires ,
mais celle du mouton noir beaucoup plus
foncée , ayant une partie de fon fond couleur de gorge de pigeon , fous laquelle on
trouvoit encore le velours noir de la choroïde ; j'ai vu pareil phénomene dans la
feche ; où l'encre de la choroïde eft d'une
abondance extrême.

Je ne veux pas omettre ici , pour l'exactitude des faits que je viens de répéter
actuellement , (30 Septembre 1764) nos
expériences fur le cerveau des trois efpeces de lapins , noir , blanc , gris , & que je
n'en ai pas remporté la même conviction
que m'avoient donnée les obfervations
citées précédemment. Quelques Spectateurs feulement ont trouvé la fubftance
corticale du lapin noir plus foncée & tirant fur le brun.

Ces obfervations , principalement celles faites fur les Negres , démontrent aux
yeux mêmes une teinte , une nuance de
mon *œthiops animal* dans toute la fubftance du cerveau. Cette fubftance eft celle
qui coule dans l'intérieur des nerfs , c'eft

SECONDE
PARTIE.
Couleur
des Négres.
____
ART. I.
Origine &
nature de
l'œthiops.

elle que verſent les mamelons , qui forment le velouté de la choroïde ; c'eſt elle
qui tranſude de ceux de la peau pour faire
le corps muqueux. Voilà donc que ce
mucus nerveux que j'avois démontré tel
par ſa ſituation , par ſa propre nature ,
par celle des autres vaiſſeaux mal-à-pro-
pos ſoupçonnés de le fournir , ſe trouve
encore démontré à ſa ſource par le fait
anatomique , vu d'abord par M. Meckel ,
prévu , conjecturé plus de quatorze ans
auparavant par moi-même. Enfin voilà
cette ancienne opinion de Strabon , que
la couleur des hommes eſt dans la ſemen-
ce de leurs parens ; (*n*) La voilà , dis-je ,
établie par l'obſervation ; car perſonne
ne doute que le cerveau ne ſoit une partie ſpermatique , & comme l'amande fé-
conde qui produit tout le reſte de l'animal.

§. II.

Mais cette découverte du premier la-
boratoire ou de la premiere ſource de

____

(n) *In uterô autem per ſeminalem diſpoſitionem*
jam tales fiunt , quales fuere qui eos genuerunt.
Geograph. 15. p. 464. in-fol. Baſileæ 1539.

l'œthiops animal dans le Negre, en con-firmant l'hypothefe du Traité des Sens, qui l'a précédé de tant d'années, a enco-re befoin elle-même de cette hypothefe, qui établit des feconds laboratoires dans les organes même où cet œthiops fe trou-ve en abondance ; car que le cerveau foit la premiere fource de cet extrait de la liqueur nerveufe, qu'il y foit une ef-pece de levain primitif plus copieux dans le Negre, & par-là vifible, toujours fera-t-il impoffible de concevoir qu'une quan-tité auffi petite de ce noir que celle qui donne au cerveau des Negres une teinte qu'on y remarque à peine, puiffe en four-nir affez pour noircir auffi parfaitement toute la furface de leur peau, qui eft de quinze pieds au moins : fe pourroit-il mê-me qu'elle put fuffire à celle qu'on trouve dans la choroïde des deux yeux ? Et l'Eu-ropéen qui ne paroît en avoir aucun in-dice dans fon cerveau, & qui cependant en montre tant dans fes choroïdes, où la prendroit-il ? Je ne parle point des glan-des bronchiques, & des autres excré-tions noires que nous avons citées, & qui fupofent néceffairement autant de fabriques de cet œthiops qu'il y a d'organes nerveux qui le verfent. Il faut donc abfolument avoir recours à ce dévelopement particulier des houpes nerveufes, & des houpes artérielles, qui fait que chacune d'elles y dépofe l'extrait particulier des fucs nerveux & liquoreux, dont le mélange conftitue cet œthiops.

L'anatomie comparée va nous fournir encore quelques preuves de ce que j'avance ici.

La couleur de la peau des animaux a le même principe que celle de la peau humaine. Tel eft le poil d'un animal, telle eft d'ordinaire fa peau : ce fait eft chaque jour fous nos yeux dans les chiens, dans les moutons, dont on coupe le poil tout près de la peau.

Mais j'ai prouvé dans ma Phyfiologie que les poils & les plumes font, comme les ongles, des productions des houpes nerveufes ; que le bulbe, qui en fait la racine, eft vraiment une houpe nerveufe revêtue d'une tendineufe ; c'eft ce bulbe, c'eft cette racine qui donne la couleur aux poils, aux plumes. Donc la couleur des poils & de la peau viennent immédiatement des houpes nerveufes.

Si ce principe de la couleur de la peau dépendoit uniquement du cerveau, chaque espece d'animal seroit d'une seule couleur, blanc, noir, gris, cuivré, &c. Ce seroit la même chose, si elle dépendoit des liqueurs contenues dans la masse générale. La lymphe est universellement blanche, là bile généralement jaune. Elles ne donneroient donc que ces deux couleurs. Et quand il y en auroit de noire, elle teindroit de cette couleur toute la peau, & non certaines régions particulieres de cette peau. Mais les quadrupedes & les oiseaux tirent une partie de leur beauté de la variété des couleurs qu'offre leur surface. Il faut donc qu'il y ait dans chacune de ces régions particulieres de la peau des organes disposés à opérer cette diversité de couleurs ; & ces manufactures particulieres sont des productions desnerfs, c'est-à-dire, des houpes, des mamelons, des glandes, &c. Voici une nouvelle démonstration de cette vérité. Il est assez prouvé que l'imagination des meres, même des meres du genre des animaux, contribue aux diverses couleurs de leur peau. Mais cette imagination a son siege,

Seconde Partie.
Couleur des Negres.

Art. I.
Origine &
nature de
l'œthiops.

SECONDE PARTIE.
Couleur des Negres.

ART. I.
Origine &
nature de
l'œthiops.

ses organes dans le systême nerveux, dans son fluide ; voilà les agens de cette imagination, les constructeurs des édifices de son invention, de son ordonnance. C'est donc dans le systême nerveux, & dans ses apartenances qu'il faut chercher la fabrique des couleurs qui teignent la peau des animaux, & en particulier de l'œthiops, qui donne la couleur au Negre.

ARTICLE II.

PLUS AMPLES RECHERCHES SUR LA NATURE ET LA FORMATION DE L'ŒTHIOPS ANIMAL.

Pourquoi on lui a donné ce nom.

NOTRE œthiops animal n'eſt nulle part plus viſible , auſſi abondant , auſſi vigoureux en couleur que dans la ſeche , inſecte-poiſſon aſſez commun ſur nos côtes, en Eté.

Tous les Naturaliſtes ſçavent que quand on touche cet inſecte, ou lorſqu'il ſe voit en danger, il répand une liqueur ſi noire, qu'à la quantité d'environ un gros elle teint de cette couleur toute l'eau qui l'environne , & qu'alors envelopé d'une obſcurité parfaite , il échape à ſes ennemis.

J'ai voulu voir la ſource d'un œthiops ſi abondant , & profiter de la quantité qu'en rend cet animal , pour en examiner la nature.

Sa ſource eſt une glande ſituée à la partie poſtérieure d'un ſac gros comme le pouce, qui contient la liqueur. Il n'y a là ni foie, ni rien qui la puisse faire soupçonner d'être une vésicule du fiel ; son goût absolument insipide confirme ce premier jugement.

Cette glande qu'un sceau d'eau épuise à peine parfaitement de toute l'encre dont elle est imbue, est visiblement formée par des nerfs qui s'implantent directement dans cette région postérieure du sac, le percent & se transforment en une espece de buisson pulpeux, lanugineux, dans lequel viennent sans doute se rendre les extrêmités des vaisseaux liquoreux, dont les troncs se distribuent sur la partie antérieure du même sac.

Cette encre, dans l'état de liquidité, ressemble parfaitement à celle de la choroïde de l'homme. Je l'ai fait dessécher, & alors on la prendroit pour un charbon. Elle paroît composée d'une infinité de petits grains pareils à ceux de la fine poudre à tirer, & semblable à ceux de la liqueur noire du Negre aussi desséchée ou précipitée par l'esprit de vin. (o) Si on

écrase

————

(o) *Analecta transalpina*, tom. 2, p. 87.

écrase ces grains de l'encre de la seche, ils donnent une poussiere impalpable, plus propre à démontrer la divisibilité indéfinie de la matiere, que le carmin dont on se sert dans les expériences de Physique.

Des Naturalistes prennent ce suc noir pour une liqueur spermatique. Sa couleur paroît démentir cette origine, mais la couleur ne fait rien à la nature de la chose; ils peuvent apuyer leur sentiment de ce que les œufs de la seche arrosés de cette encre en prennent un accroissement plus considérable. Leurs Antagonistes alleguent contr'eux que la seche ne seroit pas si prodigue de la répandre dans l'eau, pour se soustraire aux poursuites de ses ennemis, si c'étoit une liqueur si précieuse. Cette raison est frivole; il en coûte la vie à une abeille qui lance son aiguillon, & elle le fait souvent pour des terreurs paniques. On m'a assuré aussi à Dieppe, que les seches épuisées de leur encre meurent bientôt, & c'est peut-être à cette circonstance là qu'est dûe la mort prompte de la plûpart de celles que j'ai examinées. Cependant il ne faut pas entendre par liqueur spermatique celle qui apartient aux testicules, car celle-ci, dans la seche, est blanche & très-connue. Mais on comprend par le mot de spermatique une liqueur toute ou presque toute nerveuse. Au moins est-il sûr par la nature de la glande que nous avons anatomisée, que cette liqueur noire tient son existence, en grande partie, du suc nerveux de la seche. Je ne doute pas cependant qu'il ne s'y fasse, comme chez nous, une altération & un alliage des sucs liquoreux de l'animal ; car de part & d'autre la liqueur des nerfs est blanche ou transparente, & de plus, dans la seche, qui n'a point de sang, c'est-à-dire, de partie rouge, c'est une nécessité qu'il se fasse dans ces liqueurs blanches, ou transparentes, lymphatiques, mucilagineuses, un développement, une métamorphose bien essentielles pour les amener à une couleur si oposée.

Le grand nombre de seches que j'ai disséquées m'ayant fourni une grande quantité de la liqueur noire de cet animal, j'ai amassé pareillement, le plus qu'il m'a été possible, de liqueur pareille de la choroïde humaine, que mon Hôpital me donne la facilité de recueillir ; j'ai laissé secher l'une & l'autre , & ayant pris de l'encre ordinaire , tant seche que liquide , & de l'œthiops minéral, j'ai fait un grand nombre d'expériences sur ees quatre matieres avec l'esprit de nitre , l'eau-forte , l'huile de tartre par défaillance , & le feu.

Il résulte de mes expériences répétées plusieurs fois , que la liqueur noire de la seche , celle de notre choroïde & l'œthiops minéral , sont analogues entr'elles , c'est-à-dire , qu'elles n'éprouvent aucun changement par leur mélange avec les liqueurs chymiques précédentes ; tandis que l'encre ordinaire y subit des métamorphoses totales ; par exemple , elle perd entierement sa couleur & s'anéantit , en quelque sorte , par l'action de l'eau-forte.

Il n'y a donc , dans ces liqueurs noires animales , rien qui ressemble à l'encre ordinaire , que la couleur : & toutes nos expériences y démontrent beaucoup d'analogie avec l'œthiops minéral , à cette seule différence près qu'on va voir. Si vous exposez au feu cet œthiops fait de mercure & de fleurs de soufre , il s'enflamme & garde , pendant un certain tems,

E 2

une petite flamme bleue. Les autres s'allument comme le charbon, mais ne pro-
duisent point de flamme ; ensorte qu'il
paroît que la baze de tous ces noirs est
une terre sulfureuse presqu'entierement
dépouillée de toute la partie fusible ou inflammable de ce phlogistique ; terre de
soufre qui sert de baze & de lien, comme dans l'œthiops minéral, au fluide mer-
curiel, nerveux, qui concourt à la production de ce mixte noir. C'est ainsi que
le beau noir pour la peinture se fait avec
l'ivoire calciné. Or l'ivoire est une matiere animale, dont l'origine toute nerveuse, toute spermatique, se manifeste,
par l'odeur qu'elle rend, comme la corne de cerf, en la frottant. La calcination
ne fait donc aussi que consumer la partie
inflammable, subtile de ses soufres, & les
réduire en terre fine intimement unie au
principe nerveux qui a donné naissance à
l'ivoire. Le mouvement & le *fluide caus-
tic*, ou la matiere du feu, fait plus lente-
ment, dans les liqueurs animales, ce que
produit brusquement la calcination dans
les opérations chymiques, mais toute len-
te que soit son action, elle alkalise nos

fels , broye , divife , diſſipe , calcine nos SECONDE PARTIE.
Couleur des Negres. foufres ; c'eſt à fesopérations qu'eſt due la formation de nos diverfes liqueurs , & entr'autres celle de l'encre de notre cho- ART. II.
Recher-
ches fur
l'œthiops
animal. roïde , & dans un autre genre , la bile ordinaire , l'atrabile , & tant d'autres li- queurs naturelles ou viciées. Un Phy- ficien voit que cette efpece de calcina- tion ou de fubdivifion extrême , dans la tiſſure d'un corps , doit la rendre pro- pre à abforber la lumiere , & par confé- quent la faire paroître noire.

Je ne dois pas omettre une autre ana- logie finguliere qui fe trouve entre le fuc noir de la feche & celui des Æthiopiens , c'eſt qu'ils font l'un & l'autre plus abon- dants après la mort que pendant la vie même.

L. P. Labat a obfervé que le corps des Negres , après leur mort , devient plus noir qu'il n'étoit pendant leur vie. *Hiſtoi- re des Voyages* , tom. 3 , p. 163. Et Swam- merdam a remarqué que la quantité de la liqueur noire de la feche étoit plus grande dans celles qu'il avoit eu mortes , que dans celles qu'on lui avoit aportées vivantes. J'ai d'abord penſé que c'étoit parce que les vivantes avoient jetté leur encre, quand on les avoit prifes. Mais Swammerdam connoiffoit très-bien ce talent des feches, & il n'étoit pas homme à comparer une feche épuifée d'éjaculation avec celle qui n'en auroit pas eu ; il falloit qu'il fut sûr que les vivantes, qu'il mettoit en parallele avec les mortes, n'euffent pas perdu leur liqueur, lorfqu'on les a prifes. *Collection Académique, tom. V. p. 619.*

Nous avons vu ci-devant que l'œthiops animal eft le produit d'un grand dévelopement des houpes nerveufes & liquoreufes, ainfi que des fucs dont elles font l'organe. Nous avons cité fur ce dévelopement ces maladies graves, extrêmes, qui produifent des déjeltions noires, parce que le genre nerveux, fes houpes, font tombées dans une efpece de diffolution, qui n'eft qu'un dévelopement forcé, outré, putride. Or vous concevez que cette diffolution n'eft jamais plus grande qu'à la mort qui eft l'extrême de toutes les maladies. Donc celles-ci doivent toujours prendre cette terminaifon dans les fujets & dans les organes, où il y a

déjà un méchanifme naturel de ce dévelopement & une manufacture ouverte,
pour ainfi dire, de l'œthiops qui en ré-
fulte. Or tel eft le cas du Negre & de
la feche.

Seconde
Partie,
Couleur
des Negres.
Art. II.

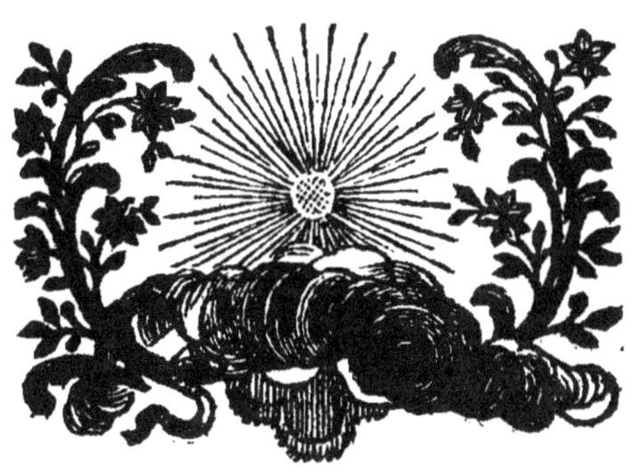

ARTICLE III.

LA COULEUR DES NEGRES NE VIENT POINT DE LA BILE.

JE ne crois pas qu'aucun Auteur de nom ait avancé que les Blancs tiennent leur couleur de la bile , car il eſt tout ſimple de penſer qu'une liqueur jaune , comme la bile , ne peut pas colorer la peau en blanc , elle ne peut que gâter horriblement cette blancheur , comme on le voit dans ceux qui ont la jauniſſe ; maladie qui provient d'une bile refoulée dans les vaiſ-ſeaux liquoreux , par l'obſtruction de ſes canaux excréteurs & portée par les lymphatiques artériels dans le rézeau vaſculaire de la peau , & juſques dans les vaiſ-ſeaux tranſpiratoires , ſudoriferes , dans leſquels l'huile de la bile , plus pénétrable que l'eau même , a la puiſſance de paſſer & de teindre le linge en jaune ; une jolie femme , dont le teint de lis éblouit par ſa blancheur , ne pourroit devoir cet éclat à ſa bile , à moins que celle-ci ne fut cou-

leur de lait, ou du moins auſſi blanche
que notre lymphe nervale. Mais une pareille bile eſt une chimere. Il eſt donc évident que ce ne peut pas être la bile qui
donne leur teint aux Blancs. Par quelle raiſon maintenant ſera-t-elle la cauſe de la
couleur des Negres ? La ſtructure de la
peau eſt la même dans les deux eſpeces ;
c'eſt de part & d'autre le corps muqueux
qui eſt le ſiege de la couleur de la peau ;
dans ce corps muqueux on ne trouve aucun vaiſſeau liquoreux qui puiſſe y verſer
ſes ſucs ; les mamelons nerveux ſeuls y dé-
poſent leur ſuc nerveux ; la bile n'a point
d'accès dans les nerfs ; elle eſt donc ex-
clue à tous égards du privilege de donner
la couleur naturelle de la peau , quoiqu'il
lui arrive ſouvent de lui en donner une
maladive , & aux Negres mêmes ; mais
dans ceux-ci le noir reſte , & le jaune ne
ſe montre , pour ainſi dire , qu'à la tranſparence du mucus noir , comme le coloris de la ſanté ou de la pudeur s'y montre
malgré l'œthiops , comme enfin nos injections fines & colorées , portées juſques
dans le rézeau vaſculaire de la peau du ca-
davre d'un Negre , font voir leur vermil-

lon à travers du rézeau muqueux , qui
eſt encore plus noir dans un mort.

Qu'eſt-ce donc qui a pu faire penſer à
donner à la bile cette fonction de colorer
la peau des Negres ? Deux circonſtances ;
la premiere eſt l'ictere noire , maladie
dans laquelle la bile paſſée de la couleur
jaune en une autre fort aprochante de la
noire , teint de cette couleur toute la peau
du malade. La ſeconde eſt , que quelques
Auteurs ont cru que la bile des Negres
étoit noire.

Sanctorini en a eu le ſoupçon , mais un
plus mûr examen de cette opinion la lui
a fait abandonner.

M. Barrere , Correſpondant de l'Académie Royale des Sciences de Paris , a été
plus conſtant dans ce ſentiment. Ayant
demeuré quelques années dans les pays
où les Negres ſont communs , il a trouvé
dans quelques-uns de leurs cadavres de
la bile noire , il a conclu delà qu'elle étoit
noire dans toute cette eſpece d'hommes ;
delà il a imaginé dans le Negre deux fil-
tres de cette bile , l'une dans ſon foie , &
l'autre dans des glandes particulieres de
leur peau , d'où cette bile noire cutanée

se rendoit à la surpeau ; car, selon lui, le corps muqueux du Negre n'est pas noir, en quoi M. Barrere differe de tous les Anatomistes de l'Europe, qui ont disséqué, examiné la peau des Negres ; c'est la surpeau, selon lui, qui est le siege de sa couleur. Il publia ses idées dans une Brochure, qu'on ne trouve plus, mais dont on a un ample extrait dans le Journal des Sçavans de Fevrier 1742. Dans ce même Ouvrage périodique cette opinion se trouve aussi solidement réfutée par un Sçavant, qui, comme M. Barrere, avoit vu beaucoup de Negres, & avoit eu des occasions fréquentes de s'assurer que la couleur naturelle de leur bile est jaune comme celle de la nôtre, & que si M. Barrere en a vu de noire, c'étoit l'effet de la maladie, qui chez nous même change quelquefois notre bile, nos urines mêmes en liqueur noire ou du moins noirâtre. C'est par une semblable cause maladive, sans doute, qu'il avoit vu que les Negres avoient le sang d'un rouge noirâtre.

Le Docteur Towns a eu la même vision sur plus de vingt Negres qu'on avoit fai-

Seconde Partie.
Couleur des Negres.

———

Art. III.
Elle ne vient pas de la bile.

gnés devant lui ; mais un Voyageur qui ; à la Barbade, en a vu faigner plus de mille, lui foutient que dans pas un d'eux le fang n'eft différent du nôtre. (*p*)

Quand nous n'aurions ici que des fuffrages à compter, nous ferions forcés de conclure de ce qu'on vient de voir, que le fang des Negres eft rouge, & la bile jaune comme la nôtre, & qu'ainfi ce n'eft pas à cette liqueur qu'ils doivent leur couleur Æthiopienne ; mais nous ne fommes pas dans un pays où cette efpece d'hommes foit abfolument rare.

Quant à leur bile, qui n'a pas vu quelquefois des Negres avec un teint bilieux, jaunâtre, parce qu'ils étoient furchargés de ce recrément ? D'autres, en plus grand nombre, ont rendu la bile par les voies ordinaires, & ces faits là font connus de tous ceux qui ont des Negres. Enfin nous en avons ouvert, & nous nous fommes convaincus que leur bile eft jaune. On a voulu nous faire craindre que cette couleur qui lui eft fi naturelle chez nous, ne fut

———

(*p*) Hiftoire des Voyages, Tom. XV. p. 613, 614.

une maladie chez le Negre ; nous avons répandu cette terreur chez nos Correspondans à Bordeaux, à Breſt, plus à portée encore que nous d'éclaircir ce prétendu doute ; & l'on nous a envoyé des linges trempés dans la bile de Negres, teints du plus beau jaune.

A l'égard de la couleur de leur ſang, on a ſaigné bien des Negres à notre Hôpital, on en a ſaigné plus ſouvent encore dans la ville de Rouen, aucun des Chirurgiens qui ont fait ces ſaignées n'ont aperçu de différences entre ce ſang & celui des Blancs, j'ai là-deſſus le témoignage par écrit de pluſieurs. Mais on peut bien n'avoir pas fait, à cet examen, toute l'attention néceſſaire ; comme on a, ſans doute, ouvert bien des cerveaux de Negres, ſans voir qu'ils avoient une nuance noire : j'ai donc cru devoir m'aſſurer plus exactement de ce fait, & pour obtenir plus promptement cet éclairciſſement, tandis que j'en épiois l'occaſion à Rouen, je donnai encore cette commiſſion à mes Correſpondans de Bordeaux & de Breſt ; M. Groſſard, Docteur en Médecine & en Chirurgie de Montpellier & mon Eleve, a comparé non-seulement la partie rouge du sang du Negre & du Blanc, mais encore leur portion lymphatique, & il n'a pu trouver entre ces liqueurs des deux especes aucune différence. Pour m'en convaincre moi-même, il m'a envoyé des morceaux d'un même linge imbu de ces liqueurs comparées, & nous les avons trouvés de couleurs absolument les mêmes.

M. Savary, Médecin de la Marine de Brest, m'a aussi mandé qu'un jeune Chirurgien, qui venoit dans le moment de saigner un Negre, & dont le sang avoit *aspersé* sa manchette, n'avoit trouvé sur ce linge aucune nuance de couleur différente de celle du sang des Blancs, dont il avoit souvent éprouvé la même aspersion sur son linge.

Enfin le 28 Novembre 1764 je trouvai moi-même cette occasion que j'épiois depuis quelques mois. M. Le Pere, Maître en Chirurgie de Rouen & mon Eleve, m'envoya le matin plusieurs palettes de sang d'une Negresse de dix-sept ans, sur lesquelles je fis les expériences suivantes...

Ayant étiqueté par les lettres A, B, C,

D des linges longs ; & par les lettres a , b , c , d , d'autres linges tout pareils. Je trempai celui marqué A dans la lymphe qui furnageoit au fang caillé de la Negreffe. Celui défigné par B fut plongé jufques fur la furface du fang même , enforte qu'il raporta des taches de ce fang. C fut apuyé plus fort avec un bâton fur le fang caillé. Et D fut imbibé d'un caillot de fang tout pur détaché de la maffe.

Avec les linges marqués a , b , c , d, je fis les mêmes expériences fur les diverfes parties du fang d'un Blanc, & je gardai tous ces linges.

Le lendemain 29 Novembre M. Le Pere m'envoya une pareille quantité du fang de la même Negreffe tout fraîchement tiré , & de plus , un linge que je lui avois donné , pareil aux miens , dont un bout avoit reçu quelques gouttes de ce fang, pendant qu'il jailliffoit de la veine , & l'autre bout avoit été trempé en entier dans le fang tout chaud.

Je reçus cet envoi dans la matinée , à l'heure des faignées de l'Hôtel-Dieu. On y reçut de même quelques gouttes de fang d'un blanc fur un bout du même linge , on trempa l'autre bout dans le sang chaud ; & on m'aporta & le linge , & le sang nouvellement tiré.

Je répétai sur ces deux sangs & sur leur lymphe les expériences du 28 , sur des linges nouveaux , étiquetés.

L'après dîner MM. Hubert & Lechevin , Académiciens , toute ma famille & une Compagnie , non toute sçavante , à la vérité , mais munie de bons yeux , nous examinâmes , 1°. nos linges étiquetés , 2°. le sang caillé dans les vases , considéré dessus & dessous , 3°. la lymphe sortie du sang. Personne ne put remarquer aucune différence entre toutes ces parties des deux sangs.

Je cachai les marques qui désignoient le sujet à qui ces diverses parties apartenoient , il fut impossible de le deviner ; & quand on vouloit le faire au hasard , on se trompoit fort souvent.

, Cependant , en général , on trouva le sang de la jeune Negresse d'un rouge plus éclatant en dehors , & moins noir en dessous , & cela parce que c'étoit le sang d'une jeune personne ; celui du Blanc étoit d'un rouge moins vif en dessus , plus altéré

téré de couleur, plus noir en deſſous, par la raiſon contraire. Enſorte que, quand on le montroit, en cachant ſa marque diſtinctive, tout le monde le prenoit pour le ſang du Négre, à cauſe de ce noir.

Le 30 Novembre j'examinai au microſcope, lentille n°. 3. le ſang & la lymphe de la Negreſſe, dont j'avois deux proviſions, & les mêmes liqueurs de pluſieurs Blancs que j'avois auſſi amaſſées.

Les deux ſangs parfaitement reſſemblans étoient compoſés d'une infinité de globules ſans couleur, tels qu'on les voit dans les vaiſſeaux capillaires du teſtard & de la grenouille examinés au microſcope ; mais dans les endroits où ils étoient plus amaſſés, on y trouvoit la couleur rouge.

La lymphe n'étoit que de l'eau, ſans globules. A l'une des deux, il y avoit quelques globules ſemés par-ci par-là, parce qu'il y avoit eu un peu de ſang ou de *coagulum* délayé dans cette lymphe.

Le premier Décembre je répétai, devant M. Pilore, Anatomiſte de l'Académie & mon Eleve, nos examens ; ſçavoir, 1°. celui des linges imbibés ci-devant des deux ſangs & des deux lymphes ;

F

il fut convaincu qu'il n'y avoit nulle diffé-rence.

2°. Avec un pinceau nous mîmes de chaque sang & de chaque lymphe sur un papier blanc, à côté l'un de l'autre ; d'a-bord en goutte, ensuite par traînées de même épaisseur, nulle différence absolu-ment.

3°. Les deux sangs furent revus au mi-croscope, avec le même résultat du jour précédent.

4°. La lymphe de la jeune Negresse avoit paru un peu plus bilieuse ou plus jaune que celle des Blancs qu'on lui avoit comparée ; aujourd'hui la lymphe d'un Blanc saigné d'hier avoit exactement la mê-me nuance de jaune, soit qu'on les consi-dérât en grande quantité, qu'on les com-parât goutte à goutte & en traînées.

Donc les Negres n'ont ni la bile ni le sang noirs , & la couleur naturelle de leur peau ne dépend pas de ces liqueurs.

L'anatomie comparée vient encore ici à l'apui de notre sentiment. Le 28 Mars 1764 j'ai examiné la bile de deux lapins, l'un noir , l'autre blanc , elle étoit dans les deux , de la même couleur , verte-claire ,

& même plus claire dans le lapin noir, parce qu'il étoit plus jeune.

Le 19 Mai même année j'ai examiné la bile d'un mouton à laine blanche; elle étoit d'un verd-brun, plus sale que verd, & semblable à une forte décoction d'oseille bouillie, ou comme des épinards un peu brûlés; mise dans un verre cylindrique à la hauteur de deux doigts, elle avoit une couleur noirâtre, comme ce que nous nommons atrabile, ou la bile qui fait l'ictere noire; cependant la laine du mouton étoit bien blanche & sa peau aussi.

Le même jour j'ai examiné le fiel d'un bœuf, de poil roux ou rouge, comme disent les bouchers. Un peu de cette bile mise sur une assiette de faïence blanche, étoit très-jaune; en plus grande quantité, dans un verre, elle étoit d'un jaune verdâtre, terne, obscur.

Le 6 Août même année 1764 j'ai soumis à l'examen le plus scrupuleux la bile de deux moutons tous frais tués, dont l'un étoit noir & l'autre blanc. Le mouton noir avoit la vésicule du fiel plus petite : tous les deux avoient une bile de la même couleur, d'un jaune verd, étendue sur de la faïence, d'un verd brun foncé, comme un fort jus d'oseille, &c. quand elle avoit une certaine profondeur.

La bile de la petite vésicule apartenante au mouton noir, me parut un peu plus claire, & je crois que c'est parce que ce mouton étoit aussi plus jeune. Toujours étoit-il évident que ce mouton n'avoit pas la bile noire, pas même si bien colorée de brun que celle du mouton blanc, ce qui prouve évidemment que la couleur de leur peau, de leur poil, ne procede pas de la bile.

Si l'on réunit toutes ces preuves à celles qu'on a exposées dans les Paragraphes précédens en faveur du suc nerveux, on aura, à ce que j'espere, une démonstration complete que la couleur des Negres ne dépend point de leur bile, mais du principe qu'on a tâché d'établir dans ces Paragraphes.

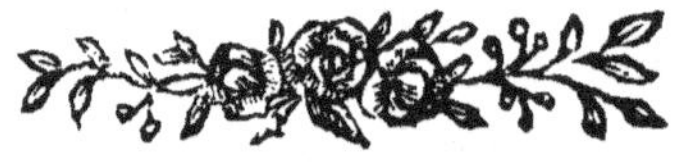

ARTICLE IV.

PHÉNOMENES OBSERVÉS DANS LA COULEUR DES NEGRES.

Aplication des principes précédens à leur explication.

§. I.

LES phénomenes obſervés dans la couleur des Negres ſont de deux ſortes ; les uns apartiennent à leur hiſtoire naturelle la plus aparente , expoſée aux yeux , ſans diſſeƈtion ni préparation ; on peut la nommer externe ; les autres ſont purement anatomiques , & ſont la partie phyſique ou interne de cette hiſtoire.

Les derniers ont été un peu entamés , en traitant de la ſtruƈture de la peau en général ; il faut ici en achever l'expoſition & y faire rentrer ceux qu'on en a diſtraits dans l'Article III. Partie I. Les deux Negres , dont j'ai parlé à l'Art. I. Part. II. ſont ceux qui m'ont fourni les principaux matériaux des obſervations ſuivantes dans l'examen ſcrupuleux que j'ai fait de leur peau , tant entiere que préparée & macérée dans l'eau , dans le vinaigre blanc , &c. pendant vingt, trente , trente-cinq jours & plus.

1. Le corps réticulaire ou muqueux , qui eſt , comme on a vu , le ſiege de la couleur de la peau en général , eſt parfaitement noir & abondant par-tout où la peau du Negre eſt noire ; & l'on voit clairement qu'elle n'eſt ſi noire que par l'abondance de cet œthiops.

2. Elle eſt plus noire , ou la peau eſt plus épaiſſe , comme au dos , au ventre , parce que le mucus y eſt auſſi plus épais.

3. Le corps muqueux ſe fond par la macération , plutôt dans l'eau que dans les autres liqueurs. Cette propriété de ſe fondre vient de ſa nature même muqueuſe , qui étant une gelée durcie par l'évaporation , doit s'y remettre en gelée par le contraire , qui eſt la macération , ſur-tout dans l'eau ſimple ; mais lorſqu'il eſt devenu gelée , ſi vous le mettez dans l'eſprit de vin , il reprend de la conſiſtence , ou s'il eſt trop diviſé , il ſe précipite en grains pareils à ceux que forme l'en-

cre de la feche lorfqu'on en a diffipé l'hu-
midité ; c'eft ce qu'avoient déjà remarqué
Sanctorinus , Albinus , &c.

4. La furpeau détachée par la macération eft toujours plus noire par fa face
interne que par l'externe. On a vu qu'elle
n'eft que la furface du mucus devenu plus
denfe par le contact des fluides ou des
corps extérieurs ; cette denfité lui fait réfléchir plus de lumiere , la fait paroître
moins noire ; mais du côté du mucus ,
elle en a toute la teinte , & ce n'eft qu'en
la lavant & la laiffant macérer à part ,
qu'elle fe nétoie plus ou moins de fon
œthiops ; moins macérée , moins lavée ,
elle paroîtra encore noire , comme l'ont
vu Miolan & Sanctorinus , ou noirâtre ,
comme l'ont cru Morgagny & Ruifch.
Plus lavée , elle ne paroît plus que bife ,
ou d'un noir de corne noire tranfparen-
te , telle que la croient Winflow , Albinus , telle que je l'ai vue après trente-
cinq jours de macération & une lotion.

5. Il ne feroit pas même impoffible
qu'à force de macération & de lotions ,
elle ne parû iblanche , ou à peu près blanche , comme 'on vu Riolan , Malpighy ,

Littre , parce qu'alors tout le mucus noir
en étant détaché, il ne reste plus à cette
surpeau que sa tissure solide, que son squelette , si l'on peut dire , qui , par sa densité , doit réfléchir assez de rayons pour
faire une couleur cendrée , blanche même ; car les trois Anatomistes cités , qui
l'ont vue telle , ne sont pas des hommes
médiocres , & pour dire tout ce que je
pense là-dessus , c'est que je ne crois point
du tout que le mucus même du Negre
soit entierement noir , ou que tout ce qui
le compose soit noir ; car enfin il est le
produit du suc nerveux; mais ce suc , dans
le Negre , comme dans tout autre homme , est , dans sa plus grande partie , composé d'un mucilage blanc. Ce mucilage ,
dans les houpes nerveuses de la peau du
Negre , est mêlé d'un œthiops , qui lui
donne la teinture noire ; mais le fond de
ce tissu , de ce rézeau muqueux , est une
étoffe blanche , comme le fond de nos
draps noirs est une laine originairement
blanche. On ne sçauroit donc méconnoître , dans le corps réticulaire du Negre ,
un mucus blanc , comme dans les autres
hommes , mucus ou suc nerveux qui fait

les matériaux & l'aliment de toutes les parties, dont le cannevas est blanc dans tous les hommes, & dont la couleur dépend après cela des sucs qui remplissent ce canevas ; elles resteront blanches, comme restent les os & les nerfs dans le Negre même, si ces sucs sont blancs ; rouges, si c'est du sang ou un parenchime sanguin ; noires, si c'est un œthiops, &c. Mais dépouillez-les de ce sang, de cet œthiops, vous les verrez d'autant plus aprochantes du blanc, que vous les aurez plus exactement épuisées de la liqueur colorante. C'est ainsi que les os mêmes des animaux nourris avec de la garence sont rouges. Mais le fond en est toujours blanc, & la teinte rouge se dissipe dès qu'on discontinue l'usage de la garence.

6. Si vous avez injecté la peau d'un Negre avec des liqueurs fines, comme l'huile de thérébentine, colorées de vermillon porphirisé, non-seulement cette couleur donnera un coloris de son espece très-visible à la peau, toute noire qu'elle est, mais la macération ne réussira pas de même à séparer la surpeau, parce que

SECONDE PARTIE.
Couleur des Negres.
—————
ART. IV.
Ses phénomenes expliqués.
§. I.
Les internes.

les vaisseaux sudoriféres, transpiratoires, & ses autres adhérences imbues de ces huiles subtiles, préserveront jusqu'à un certain point, ces parties de l'accès des particules d'eau & de la dissolution qu'elles opérent dans la macération.

Les mamelons nerveux qui s'élevent parmi le corps muqueux qu'ils couvrent, étant les mêmes chez tous les hommes, nous ne nous y arrêterons pas.

7. La peau du Negre n'est point faite par le mucus seul, principe de la couleur noire, elle ne peut donc être intrinsequement que blanche comme la nôtre ; cependant ce noir lui communique une teinte ; mais il suffira de l'en dépouiller par des macérations & des lotions suffisantes pour lui rendre sa couleur blanche naturelle ; je dis *lotions*, car j'ai trouvé en disséquant un Negre tout récemment mort, que la peau & le tissu cellulaire graisseux m'en paroissoient d'un blanc éclatant par cette même teinte legere de noir que nous avons vu qui relevoit aussi la couleur blanche de son cerveau ; au lieu qu'après vingt & vingt-cinq jours de macération, la peau me parut plus teinte de noir, par-

ce que l'œthiops , qui s'étoit diffout, & détaché du mucus , avoit pénétré le cuir en plus grande quantité.

§. I I.

Phénomenes aparens ordinaires externes , de la couleur des Negres.

1. Un Negrillon qui vient au monde , n'eft ni noir, ni blanc , mais d'une cou- leur rougeâtre. Ce n'eft qu'au bout de deux ou trois jours que fa peau commen- ce à noircir ; mais dès fa naiffance la ra- cine de fes ongles & fon fcrotum font noirs.

Un Européen en naiffant n'eft pas blanc non plus , mais rougeâtre comme le Ne- gre. L'efpece d'étuve , dont ils fortent tous deux , doit apeller , par fa raréfac- tion , le fang dans le rézeau de la peau & produire cette couleur rouge , comme nos pieds la prennent dans l'eau chaude. L'air frais refferre ce rézeau fanguin , dont le coloris dominant couvroit , effacoit la couleur naturelle de la peau, D'ailleurs c'eft à l'air ouvert que fe font les fermentations , les dévelopemens ; c'eſt à cet air ouvert que doit donc auſſi ſe faire l'épanouiſſement des houpes nerveuſes, qui dans l'un verſent le ſuc blanc, & dans l'autre l'œthiops de la couleur de leur peau. Cette opération eſt une ſorte de végétation , à laquelle le grand air eſt néceſſaire , & qu'une clôture ſoûterraine étouffe : une fleur ne s'épanouiroit pas dans la ſituation où ſe trouve le fœtus dans l'uterus.

Le tour de la racine des ongles eſt un endroit où ce dévelopement de la couleur du Negre eſt précoce , parce que l'iſſue des ongles ouvre une eſpece de porte aux houpes nerveuſes. Elles y ſont mal couvertes , elles y ont plus de liberté de s'épanouir & d'y verſer leur ſuc. C'eſt encore cette diſpoſition qui , dans les adultes , donne occaſion au détachement de ces petits lambeaux d'épiderme & de peau même qu'on nomme communément des *envies*.

Le ſcrotum paroît jouir du même privilege , parce que ſa tiſſure ridée réunit plus près à près, ou dans un moindre eſpace , & rend par-là plus ſenſibles les

élémens de cet œthiops, qui font déjà
dans toute la peau, mais qui y font in-
fenfibles , parce qu'ils y font trop clair
femés.

2. C'eft à trente ans que le Negre &
la Negreffe font dans leur plus parfaite
noirceur. Et au travers de leur couleur
très-noire , on diftingue une teinte de
vermillon , quand un Negre eft échauffé
ou qu'on excite fa colere ou fa pudeur,
ou qu'enfin il a une inflammation.

Dans la vieilleffe ce beau noir devient
pâle-jaune. La peau devient ridée en tout
fens & comme maroquinée ; les cheveux
grifonnent.

C'eft auffi à trente ans que nous avons
le teint le plus fleuri , parce que nos
nerfs font dans leur plus grande vigueur,
& plus fournis de fuc nerveux ; une partie de ce fuc fait le corps muqueux de la
peau , fon abondance relevée du coloris
du fang fait chez nous les teints de lys
& de rofes. Ce teint fleuri chez les Negres , c'eft un beau noir bien luifant ,
bien animé des couleurs du fang qui eft
fous ce noir. Ce font-là les avantages de
la jeuneffe dans toutes les efpeces d'hommes.

Vieux, le suc nerveux nous manque ; ainsi que les sucs liquoreux & l'embonpoint ; la peau se ride, faute de sa pléthore ordinaire, le corps muqueux se seche, manque de recrue, le blanc devient bis, le noir jaunâtre. L'oignon nerveux, qui fait la racine des cheveux, participe à la stérilité générale, c'est dans le blanc une plante qui se seche, languit & blanchit comme tous les végétaux en cet état ; elle a le même sort a un moindre degré dans le Negre, parce qu'il a naturellement ces canaux cutanés plus ouverts, il ne devient blanc qu'à demi, il grisonne.

3. Lors même que les Negres sont dans la vigueur de leur couleur noire, le dedans des pieds & des mains, le dessous des aisselles, sont moins noires que les autres parties, il y a même une nuance de blanc assez forte.

On a vu dans le Paragraphe précédent (n°. 5.) que les mamelons de la peau, pour former le corps muqueux, y répandent du suc nerveux, & que ce suc est de deux especes dans le Negre même, blanc & noir ; c'est ce dernier qui teint l'au-

tre dans le Negre , & on a vu , par l'exemple de la feche , combien peu il en faut
pour faire cette teinture ; mais il y a des
cas où l'œthiops peut être réduit à une
fi petite quantité & le blanc fi augmen-
té , que cette teinte foit très-foible.

Ces cas feront , 1°. ceux où les mamelons fréquemment trémouſſés par les
attouchemens , les frottemens , prendront
une forte d'érétifme qui reſſerrera leur
tiſſure , & ne laiſſera prefque plus fortir
que du fuc lympide & en abondance , à
caufe du frottement qui l'excite ; alors
l'amas confidérable de ce fuc fera un
corps muqueux , épais , tournant au blanc ;
il y aura même pluſieurs couches de ce
corps muqueux , fi les attouchemens font
fréquens & puiſſans. Tel eſt le cas du dedans des mains & des pieds , où ces couches de corps muqueux & de furpeau
vont jufqu'à la calloſité.

2°. Si les mamelons de la peau font
entremêlés de beaucoup de canaux excré-
toires liquoreux , foit glanduleux , foit vaf-
culeux & fudoriferes , alors l'œthiops fe
trouvera noyé , lavé par ces liqueurs , &
la peau n'en fera prefque plus teinte ; ce

second cas est celui des aisselles des Negres.

4. La grande peur, les maladies extrêmes font pâlir les Negres; & quand il leur arrive de se noyer, on les trouve si changés de couleur, qu'on les prendroit presque pour des Blancs.

La peur & les grandes maladies introduisent ou supposent un grand érétisme dans les nerfs, nous en avons une preuve dans le frisson qui nous glace nous-mêmes au commencement de la plûpart de nos fievres. Cet érétisme dans le Negre resserre le tissu des mamelons nerveux de la peau, suprime l'œthiops, ne laisse plus couler ni paroître que le mucus blanc, que ce resserrement exprime encore en plus grande quantité; ce qui noie & éteint l'œthiops. Dans un noyé, la peur, l'eau & le froid de cet élément en font autant.

5. Ce même Negre, qui a pâli pendant sa maladie, n'est pas plutôt mort, qu'il redevient plus noir qu'il n'étoit pendant sa vie.

A la mort, non-seulement tout érétisme cesse, mais encore il se fait un relâchement accompagné d'une disposition

prochaine

prochaine à la diffolution. Ces difpofitions lâchent , pour ainfi dire , les éclufes qui avoient retenu ci-devant l'œthiops naturel aux Negres, ou fon dévelopement , & il paroît plus abondant que jamais.

6. On a vu (n°. 4.) que le Negre qui fe noie eft excepté du cas que nous venons d'expliquer. Il garde , après la mort même , la pâleur que la frayeur de fon accident lui a caufée , parce que le froid de l'eau coagule les fucs & retient les houpes nerveufes de la peau , dans le même état où le moment de la terreur & de la fuffocation les avoit mis.

7. Les puftules de la petite vérole font blanches chez eux comme chez nous.

Parce que ces puftules font remplies du pus qui eft blanc dans tous les hommes , étant fait de la diffolution des liqueurs & des vaiffeaux qui les portent.

8. Mais la cicatrice de cette puftule eft d'abord jaune & enfuite noire.

Cette cicatrice eft un mucus & une furpeau régénérée. Le pus qui a féjourné fur les houpes nerveufes en a auffi un peu altéré la tiffure. Elles ne verfent d'abord qu'un fuc blanc mêlé d'un œthiops

G

mal dévelopé , à demi fabriqué & par
là jaune ; car le jaune, dans l'économie
animale , eſt une nuance qui conduit au
noir , témoin l'atrabile , témoin les glandes jaunâtres qui ſoutiennent les œufs des
ovaires de la femme , & que j'ai vu mé-
tamorphoſées en noir dans la nommée
Marianne-Gilles le Lot , morte à l'Hôtel-
Dieu le 21 Juin 1763 , d'une maladie des
plus malignes. M. Meckel a fait la même
obſervation.

Peu à peu les mamelons du Negre
échapés à la petite vérole s'épanouiſſent ,
reprennent leur tiſſure naturelle , & alors
ils réparent le corps muqueux & le four-
niſſent d'un véritable œthiops.

9. Il n'en eſt pas de même des cicatri-
ces , des brûlures conſidérables & des
plaies de même eſpece ; elles ſont blanches. (q)

Parce que les houpes nerveuſes de la
peau ſont ou trop altérées , pour obtenir
la réparation précédente , ou entierement

____

(q) Tous ces faits ſont tirés du P. Labat , dont il
y a un extrait dans le Tome III des Voyages de M.
l'Abbé Prevôt , & j'en ai vu moi-même une partie.

détruites, & que la cicatrice alors est faite aux dépens du tissu du fond de la plaie, ou de l'ulcere, où il n'y a point de pareilles houpes, mais seulement des lymphatiques, & où les mamelons circonvoisins, trop altérés par la supuration, ne peuvent non plus verser qu'une lymphe pareille à celle des parties précédentes.

SECONDE PARTIE.
Couleur des Negres.

ART. IV.
Ses phénomenes expliqués.
§. II.
Les externes,

TROISIEME PARTIE.

DE LA METAMORPHOSE,

DU NEGRE EN BLANC

OU DU BLANC EN NEGRE,

SOIT DE NAISSANCE,

SOIT ACCIDENTELLEMENT.

ARTICLE PREMIER.

DU NEGRE BLANC DE NAISSANCE.

VOICI un sujet qui a été traité par les Auteurs les plus célebres, M. de Voltaire & M. de Maupertuis. Je n'aurois pas eu la témérité d'y toucher après de tels Ecrivains, s'il étoit possible que l'homme fut également grand dans tous les genres; Mais celui-ci étant particulierement de mon Domaine, j'ai efpéré d'y compenfer les beautés d'élocutions réfervées à de telles plumes par des vérités anatomiques & phyfiques.

TROISIEME PARTIE. Métamorphofe du Negre en Blanc & du Blanc en Negre.

Au milieu de cette race d'hommes que nourit l'Æthiopie & l'Afrique, il en naît dont la couleur contrafte encore plus que la nôtre avec celle de leurs compatriotes; ce n'eft plus un blanc tempéré par des teintes imperceptibles de jaune, de gris & de vermillon, c'eft le blanc pur du lait ou du papier, & ce blanc couvre une phyfionomie qui eft entierement celle d'un Negre.

ART. I. Du Negre en Blanc.

Le Voyageur Bruë vit à Biffao une Negreffe blanche, née d'un pere & d'une mere noirs; elle fut mariée à un Negre, & en eut des enfans auffi noirs que leur pere. (r)

Le Roi des Dahomays donna une femme pareille à la précédente à un mulâtre Portugais qu'il avoit à fon fervice. (ſ)

Bartel vit quatre Negres blancs à la Cour de Loango. On les y nomme Dondos. Ils ont les cheveux blonds ou roux :

____

(r) Hiftoires des Voyages, tom. 2. p. 564.
(ſ) *Ibid.* Tom. 3. p. 524.

les yeux gris, foibles & comme bigles & tremblottans au grand jour, raffurés la nuit ou au clair de la Lune, felon Dapper. On fait prefent de ces monftres aux Rois Negres, & ils en font une partie de leur luxe, comme certains Empereurs Romains en ont fait un d'avoir des Nains. Les Portugais les apellent Albinos. (*t*)

Art. I.
Du Negre en Blanc.

Enfin il y a un Peuple entier de Maures blancs, prefqu'au milieu de l'Afrique, ou au moins fort loin des terres. (*u*)

En 1744 Paris eut le fpectacle d'un de ces individus finguliers, âgé de quatre à cinq ans. Celui-ci avoit pour cheveux la laine fine, frifée, ordinaire aux Negres, mais d'un blanc éblouiffant, felon M. de Voltaire, (*x*) & tirant fur le roux, fi l'on s'en raporte à M. de Maupertuy. (*y*) Ses cils & fourcils difpofés, comme les nôtres, étoient de la même couleur que les cheveux. L'iris d'un *rouge tirant fur la couleur de Rofe*, fa prunelle *d'une couleur au-*

(*t*) Hiftoire des Voyages, tom. 4. p. 590. 591.
(*u*) *Ibid.* Tom. 3. p. 642.
(*x*) Tom. 3. de fes Mélanges, p. 326.
(*y*) Venus phyfiq. p. 147.

rore très-brillante, dit M. de Voltaire ; *les yeux d'un bleu clair*, selon M. de Maupertuy , *d'un rouge clair , en les exposant au jour d'une certaine façon* , dit M. de Fontelle. (z) Ils étoient louches , tremblottants , foibles à la grande lumiere , &c. Ceci est d'accord avec le recit de tous les Voyageurs ; & il y a aparence que la diversité des recits sur le reste , vient de la diverse *façon* dont ces yeux ont été *exposés au jour* , vis-à-vis des Spectateurs , selon l'observation de M. de Fontenelle ; je ne suis donc pas étonné que Dapper les ait vu gris ; mais il y a cent à parier contre un que le Negre blanc a les yeux comme nos lapins blancs , & comme les ont dans notre Ville deux ou trois enfans très-connus & apartenants à une Bourgeoise , qui , dans ses grossesses , a été frapée de la vue de cette espece de lapin. Ils ont exactement les yeux couleur de rose , foibles & tremblottants , incertains , bigles. Cette ressemblance frapante m'a fait rechercher le principe du phénomene des yeux du Maure-

---

(z) Histoire de l'Académie , 1744 , p. 12.

blanc dans le lapin de cette couleur.

Les 17 & 23 Décembre 1761, 6 Janvier 1762, 28 Mai & 30 Septembre 1764, j'examinai les yeux des lapins blancs pendant leur vie & après leur mort.

Pendant leur vie, ils me parurent d'un rouge couleur de roſes, plus ou moins tendre ou foncé, ſelon l'eſpece & l'état de l'animal. Celui du 17 Décembre 1761 avoit l'iris d'une couleur de vert de mer. En tous les autres elle avoit la couleur générale du fond de l'œil & de la prunelle, qui eſt la couleur de roſe.

Après la mort, à peine cette couleur roſée ſe fait elle apercevoir; ce qui m'a fait penſer d'abord que la prunelle ne devoit cette teinte qu'au ſang, vu à la tranſparence des membranes de cette eſpece d'œil, qui en effet a toutes ſes tuniques tranſparentes.

On ſçait que les chats & pluſieurs animaux ont, dans leur colere, les yeux couleur de feu, parce que cette paſſion porte beaucoup de ſang dans ces organes, & que cette couleur vive y ſurpaſſe alors la couleur même de leur choroïde. Dans des yeux blancs & tranſparents , comme ceux du lapin qui fait notre objet, la quantité ordinaire du ſang doit ſuffire pour cette couleur de feu , qui n'eſt même que roſée. J'étois fortifié dans cette penſée par la couleur des oreilles de cet animal , qui étoit un peu celle des roſes pendant ſa vie , & qui s'évanouiſſoit par la mort de l'animal. Cependant les diſſections & les recherches exactes répétées m'ont convaincu que le ſang ne fait que ſe joindre à la cauſe principale de cette couleur roſée des yeux du lapin , comme il ſe joint à la blancheur de notre teint pour produire le beau coloris.

La retine du lapin blanc eſt blanche comme la nôtre , mais il s'en faut bien que ſa choroïde ſoit noire. Elle n'a pas non plus cette couleur de roſe frapante des yeux du lapin vivant , mais elle eſt d'un cendré couleur de chair , plus chair vers l'inſertion du nerf optique. J'ai produit une pareille couleur de chair en tout autre en droit que l'inſertion du nerf optique , en y raſſemblant près à près une certaine quantité du velouté de la choroïde ; & par cette manœuvre , j'ai été juſ-

TROISIEME PARTIE. Métamorphoſe du Negre en Blanc & du Blanc en Negre.

ART. I. Du Negre en Blanc.

qu'à lui donner la couleur de rofes ; ce qui prouve, que dans un lapin mort & tout à fait exangue, ce velouté contient un fuc couleur de chair, comme celui de notre choroïde en contient un fort noir.

Mais voici une très-grande différence entre ces deux teintures. On fçait que quand on aplique du papier blanc ou bleu fur la choroïde ; on l'en retire chargé de fon encre ; or j'ai eu beau apliquer de femblables papiers fur la choroïde du lapin blanc, ils n'en ont jamais raporté qu'une teinture terne, où l'on avoit bien de la peine à trouver une premiere nuance de couleur de chair ; enforte qu'il paroît que cette gomme couleur de rofe y eft en très-petite quantité, qu'elle n'a pas même une vraie couleur de rofe ; que celle-ci dépend principalement du fang qui arrofe le fond de l'œil, tant dans l'intérieur du globe ou à fa furface concave, que dans fa convexité.

Le Maure blanc eft bleffé par le grand jour & voit mal, parce que fa choroïde manquant d'œthiops, qui abforbe & éteigne en quelque forte la lumiere, celle-

çi eſt vivement réfléchie par cette membrane preſque blanche ; ces rayons ballo-
tés par cette réflexion, frapent fortement
cette tunique nerveuſe en mille & mille
points à la fois, ce qui la bleſſe.

L'œil offenſé voit mal, ou ne voit point
du tout, il eſt pris de mouvemens con-
vulſifs, tremblottans, naturels à tout organe nerveux bleſſé ; il ſe détourne des
rayons, afin qu'ils le frapent moins directement & moins abondamment ; & comme chaque œil dans le déſordre convul-
ſif qui l'agite, le fait irrégulierement &
ſans accord de leur pole optique, ils ſont
louches.

L'obſcurité fait ceſſer ces cauſes &
leurs effets ; le Maure blanc, doucement
affecté par la lumiere qui eſt très-foible,
voit comme nous, & peut-être mieux
que nous alors, parce que peu de lumiere ſuffit pour ébranler un pareil organe.

Mais d'où vient un Negre blanc naît-
il de parens vrais negres ? Cette queſtion
eſt déjà en partie réſolue dans l'article I.
C'eſt comme ſi on me demandoit, d'où
vient les corbeaux & les merles, quoique
noirs, font-ils quelquefois des petits

blancs ; il eft moins rare de voir des chiennes noires en jetter de blancs ; c'eft pourtant la même caufe qui tire tous ces blancs d'une origine noire , & cette caufe ne peut être que l'imagination. Elle me paroît affez décidée par les exemples que j'en ai cités dans la premiere Partie , Article II. §. VI.

ARTICLE II.

DE L'EUROPÉEN NOIR DE NAISSANCE.

JE ne garantis pas toutes les hiſtoires qu'on raconte d'enfans noirs nés de parens blancs ; je me garderai bien auſſi de nier qu'il y en ait jamais eu. Il eſt imprudent d'aller contre les faits. Il en eſt pluſieurs conſignés dans l'Hiſtoire. (a) J'ai déjà dit (premiere Partie Art. II.) que le quatrieme tome des *Acta Phyſico-Medica* de l'Académie des Curieux de la Nature, en cite, page 381, un exemple aſſez récent, & qui s'eſt paſſé dans une Ville très-célebre ; on ſe ſouvient que ce phénomene a été l'effet de l'imagination d'une femme groſſe frapée de la vue du laquais negre d'un Prince.

J'ai vu des peres & meres blancs avoir des enfans ſi baſannés, que quelques nuances de plus en euſſent fait des noirs,

____

(a) Hiſtoire Générale de M. de Voltaire, Tome VII. page 187.

& ces nuances font très-poffibles. Enfin, dès qu'on ne doute plus aujourd'hui qu'un Negre & une Negreffe faffent affez fouvent un enfant blanc, pourquoi nier que de deux blancs il ne puiffe pas fortir auffi une progéniture noire ? Il doit y avoir dans le réciproque une égalité complete de caufes & de raifons.

Cependant c'eft un fait conftant que les enfans noirs, nés de parens blancs, font au moins très-rares & beaucoup plus rares que les Negres blancs.

C'eft une preuve, felon M. de Maupertuis, que le blanc eft la couleur primitive des hommes ; que le noir n'eft qu'une couleur dégénérée, & que de tems en tems la nature paroît rentrer dans fes droits.

N'eft-il pas plus naturel de penfer que ces productions monftrueufes étant l'effet de l'imagination des meres vivement frapées, le blanc eft une couleur bien plus éclatante, bien plus propre à fraper cette imagination que le noir ; & que c'eft là pourquoi les Ethiopiennes donnent plus fouvent des Blancs que les Blanches des Negres ; car fi notre teint étoit la couleur

primitive du genre-humain, notre phyfionomie devroit être auffi primitive que
cette couleur, & elle iroit avec elle. Cependant le Maure blanc a tous les traits
du Maure noir. Il n'eft donc queftion ici
que de couleur, que de ce qui frape les
yeux & par eux l'imagination ; tous ces
phénomenes font donc de fon reffort, &
ils ne prouvent rien en faveur de la race
originelle.

TROISIEME
PARTIE.
Métamor-
phofe du
Negre en
Blanc & du
Blanc en
Negre.

ART. II.
Du Blanc
en noir de
naiffance.

ARTICLE III.

MÉTAMORPHOSE ACCIDENTELLE DU NEGRE EN BLANC.

§. I.

NON-SEULEMENT on a vû des Blancs naître de parens negres, mais encore on a des exemples de Negres vraiment tels, métamorphosés en blancs.

PREMIERE OBSERVATION. (a)

LE Capitaine Anglois Charles Wager avoit en 1697 un Negre âgé d'environ onze ans, né dans la Virginie ; dont les parens étoient parfaitement noirs, & qui jusqu'à l'âge de trois ans ne le cédoit, en cette couleur, à aucun de ses petits camarades Negrillons ; mais à cet âge, sans avoir été pris d'aucune maladie, il commenca d'avoir différentes petites taches blanches

____

(b) Philosophical transact. N8. 235, p. 780. ou... leur abregé, Tome 3, page 8.

blanches au cou & à la poitrine. Ces taches s'accrurent beaucoup avec l'âge, tant
en nombre qu'en grandeur, ensorte qu'actuellement (1697, dit l'Auteur M. Guil-
laume Byrd) depuis la partie supérieure
de son cou, où l'on voit une portion de
ses cheveux, ou plutôt de sa laine devenue blanche, jusqu'à ses genoux, il est par-
tout marbré de taches blanches, dont
quelques-unes sont plus larges que la
paume de la main, & les autres plus petites ; ces taches sont au moins aussi blanches que la peau de la plus belle Angloi-
se, & ne sont pas susceptibles du hâle ;
mais elles sont d'un blanc plus pâle &
n'ont pas ce coloris vif de couleur de chair
de la peau des Européens ; peut-être est-
ce, continue l'Auteur, parce que la peau
des Negres est plus épaisse. Son visage,
ses bras & ses jambes sont parfaitement
noirs. On remarque que ce Negre a toujours été plus vif, plus actif, plus spiri-
tuel que le commun de cette race d'hommes.

SECONDE OBSERVATION.

La plus authentique & la plus détaillée

H

TROISIEME
PARTIE.
Métamor-
phose du
Negre en
Blanc & du
Blanc en
Negre.

ART. III.
Acciden-
telle du Ne-
gre en
Blanc.

des obfervations de cette efpece, eft celle qu'on trouve dans les Tranfactions philo-fophiques, tom. LI. part. I. p. 175. Je l'ai jugée trop intéreffante pour ne pas la donner toute entiere, telle qu'elle eft dans ce fçavant Ouvrage.

HISTOIRE d'une altération confidé-rable de la couleur d'une Negreffe.

Contenue dans une Lettre de M. James Bates, Chirurgien de Maryland, à M. Alexandre Williamfon, de la même Province.

Communiquée par M. Alexandre Ruffel, Docteur en Médecine de la Société Royale, à M. Thomas Birch, Secré-taire de la même Société, n°. xix. de ce volume.

Du 10 Mai 1759.

MONSIEUR,

Ayant entendu raconter, il y a environ un an, à M. Williamfon, homme d'efprit de Maryland, un fait extraordinaire rapor-té dans fa Lettre ci incluse, je l'ai cru digne d'attention, & je l'ai prié d'avoir la bonté d'engager quelques personnes de l'Art de l'aider à faire de plus exactes recherches à ce sujet. En conséquence, il m'a fait passer l'observation que je vous envoie, telle que l'a raporté M. Bates, qui pratique la Médecine avec quelque distinction dans cette partie du monde.

» Deux personnes dignes de foi, de Ma-
» ryland, actuellement en Angleterre, &
» qui ont vu cette femme, m'en ont confir-
» mé les particularités ; ainsi je ne vous im-
» portunerai point par une plus longue apo-
» logie de cette observation pour vous enga-
» ger à la communiquer à la Société Royale.
Je suis ,

MONSIEUR,

Votre très-humble & très-
obéissant serviteur ,
ALEXANDRE RUSSEL.

A Limestreet le 8 Mai 1759.

TROISIEME
PARTIE,
Métamor-
phose du
Negre en
Blanc & du
Blanc en
Negré.

ART. III.
Acciden-
telle de
Negré en
Blanc.

LETTRE de M. JAMES BATES.

MONSIEUR,

Je vous envoie, comme vous l'avez desiré, une relation la mieux détaillée, qu'il m'a été possible, de la métamorphose extraordinaire de la Negresse du Colonel Barnes.

Frank, née en Virginie, âgée alors de quarante ans, d'une excellente santé, d'une constitution forte & robuste, fille de cuisine du Colonel que je viens de nommer avoit la peau aussi noire que celle du plus brûlé Africain; mais il y a environ quinze ans qu'elle remarqua d'abord que la peau qui tient aux ongles de ses doigts commençoit à blanchir; sa bouche, bientôt après, subit le même changement, & ce phénomene se continuant ainsi par degré, s'étendit partout le corps, de façon que chaque partie de sa peau devint affectée plus ou moins de ce singulier changement. Actuellement dans les quatre cinquiemes de la surface de son corps, sa peau est blanche, unie, claire, transparente, laissant voir à travers d'élégantes ramifications de veines, comme celles des peaux fines de nos plus belles

Européennes. Ce qui lui reste encore de noir perd peu à peu cette couleur, & semble en quelque sorte prendre une nuance de la couleur qui gagne, en sorte qu'en peu d'années, elle sera probablement toute blanche. Le cou, le dos le long des vertebres, sont les parties qui retiennent le plus de leur ancienne couleur, & qui semblent attester, par des taches noires, que c'étoit-là jadis leur couleur naturelle. La tête, le visage, la poitrine, le ventre, les jambes, les bras, les cuisses, sont presqu'entierement blanches. Les parties naturelles & les aisselles sont bigarées de noir & de blanc. La peau de ces parties, par-tout où elle est blanche, se trouve couverte de poils blancs, & là où elle est noire, elle a aussi des poils noirs. [c] Son visage & sa poitrine s'enflamment dans la colere, ou se couvrent de la rougeur naturelle de la honte, toutes les fois

TROISIEME PARTIE. Métamorphose du Negre en Blanc & du Blanc en Negre.

ART. II. Accidentelle du Negre en Blanc.

(c) Voilà une excellente preuve de ce que j'ai avancé ; sçavoir.... que le lapin noir est le Negre de son espece, comme le lapin blanc en est le negre blanc, & qu'en général telle est la couleur du poil de l'animal, telle est celle de sa peau & réciproquement.

qu'on excite chez elle ces paffions. [d] Lorf-
que fon métier de cuifiniere l'a obligée de
s'expofer long-tems à l'action du feu, on
remarque fur les parties précédentes des taches de roufeur.

Après avoir décrit de mon mieux tout ce
que j'ai vu dans la Negreffe devenue blanche, je ne hafarderai aucune conjecture fur
ce fujet, de peur qu'entraîné par une fuite
de raifonnemens, je ne m'égare moi-même
en tâchant d'établir une hypothefe qui m'auroit plu. Je me renfermerai au contraire
dans la fimple narration du fait, d'une
façon à prévenir les méprifes, ou à aller au-
devant des difficultés qui fe trouveront dans
la recherche des caufes de ce phénomene
d'hiftoire naturelle, que je crois très-difficile
à expliquer.

____

(d) On a vu dans notre ouvrage, (II. Part.
art. IV. §. II. n°. 2.) que cette rougeur fe montre chez tous les Negres ; mais on comprend bien
qu'elle eft fi couverte de leur couleur naturelle,
qu'elle eft à peine fenfible, & certainement infiniment moins que chez les Européens, & qu'elle
le devint au même degré que chez nous à la Negreffe Frank devenue blanche.

Premierement, de peur qu'on ne regarde son changement de couleur, comme la suite de quelque état maladif, je déclare, d'après son recit, que si l'on en excepte un enfant qu'elle eût, il y a dix-sept ans, elle n'a jamais eu la moindre incommodité, qui lui ait duré vingt-quatre heures. Que ses regles n'ont jamais souffert d'irrégularités que celle de sa grossesse ; qu'elle n'a jamais eu aucune maladie de la peau, ni apliqué sur elle aucun topique, qui puisse avoir donné lieu à ce changement. Les effets de l'epanchement de la bile à la peau si connus des Médecins, ont fait penser à quelques-uns que cette couleur noire en dépendoit. Quant à moi, je crois que la bile n'y est pour rien ; car dans toutes les circonstances que j'ai été capable de rassembler, je ne puis trouver la moindre raison de soupçonner ce fluide, soit hépathique, soit cistique, d'avoir essuyé cette altération. Comme on sçait que la brûlure rend blanche la peau des Negres, & que cette fille-ci est journellement occupée à la cuisine, on pourroit peut-être suposer que ce changement est l'effet du feu ; mais cette cause ne peut lui être apliquée, puisqu'elle a été toujours bien couverte d'ha-

TROISIEME
PARTIE.
Métamor-
phose du
Negre en
Blanc & du
Blanc en
Negre.

———

ART III.
Acciden-
telle du
Negre en
Blanc.

bits, & que son changement a lieu sur les parties qui sont à l'abri de l'action du feu, comme sur celles qui y sont exposées. La transpiration se fait chez elle aussi bien qu'il est possible, & la sueur sort avec la même liberté des parties blanches & de celles qui sont noires.

Je ne comprends pas pourquoi un vesicatoire, que je lui ai apliqué au bras, n'a pas répondu à notre attente. Est-ce parce que je le lui ai apliqué sur une partie trop exposée à l'air ? Est-ce que le corps réticulaire est détruit, & que la surpeau est attachée à la peau d'une maniere inséparable ? C'est ce qu'une seconde expérience nous décidera.

Je suis,

MONSIEUR,

Votre très-humble & très-obéïssant serviteur,
JAMES BATES,
Chirurg. à Maryland.

A Leonard Town le 6 Septembre 1758.

TROISIEME OBSERVATION.

» Un Negre du Colonel *Filcomb* , s'é-
» tant brûlé dans plusieurs parties du
» corps, en maniant une chaudiere de
» sucre, reprit une peau blanche aux mê-
» mes endroits, & d'une blancheur qui
» gagna peu à peu les autres parties, jus-
» qu'à le rendre par-tout aussi blanc que
» les Anglois. Cette nouvelle peau étoit
» si tendre, qu'il s'y élevoit des pustules
» au soleil. Le Maître étonné d'un tel
» changement de couleur & de nature
» dans un Negre, le fit vêtir comme ses
» domestiques blancs. [*e*]

C'est à force d'observations qu'on donne de la solidité aux systêmes physiques.
Quoique je n'en aie pu rassembler que
trois sur la métamorphose d'un Negre en
Blanc, on va voir que la troisieme re-
çoit beaucoup de lumiere de la seconde,
& que les deux réunies peuvent seules
rendre raison de la premiere.

M. James Bates ne vouloit pas que
l'action du feu sur la Cuisiniere du Co-

____

(*e*) Histoire des Voyages, Tome XV. p. 614.